URSEL PAPERT 2000

SÄURE-BASEN
KOCHBUCH

Margrit Sulzberger

SÄURE-BASEN KOCHBUCH

Grundlagen, Behandlung, Ernährungsempfehlungen und 70 Rezepte

AT Verlag

AT Verlag, Aarau, Schweiz
Fotos: Studio Visual, Roland Glättli
Styling: Jacqueline Fessel
Lithos: AZ Grafische Betriebe AG, Aarau
Druck und Bindearbeiten: Kösel GmbH, Kempten
Printed in Germany

ISBN 3-85502-656-4

Inhaltsverzeichnis

Ausgeglichenheit als höchstes Lebensprinzip

Alles Leben ist Polarität:
Sonne – Mond
Vollmond – Leermond
Tag – Nacht
Gefühl – Verstand
süss – sauer
geben – nehmen
einatmen – ausatmen
Arterien – Venen
Säuren – Basen
usw.

Wir haben es alle schon erlebt: Es gibt Menschen, die in sich selbst, in ihrer Mitte zu ruhen scheinen und eine wohltuende Gelassenheit ausströmen, und es gibt solche, die ständig zwischen übermässig heiter und zu Tode betrübt hin und her schwanken. Bei den Ersteren spüren wir, dass sie ein inneres Gleichgewicht erreicht haben und deshalb auf uns harmonisch wirken. Die anderen sind je nach Stimmungslage einmal äusserst lebendig oder auch übertrieben hektisch und dann wiederum niedergeschlagen oder von Depressionen geplagt. Der Volksmund umschreibt diese grossen Stimmungsschwankungen als «himmelhoch jauchzend, zu Tode betrübt». Unsere Seele korrigiert sozusagen gesetzmässig jeden extremen Pol durch seinen Gegenpol.

Die chinesische Medizin basiert auf dem Streben nach Gleichgewicht. Gesundheit wird definiert als Gleichgewicht zwischen Yin und Yang, den beiden polaren Antriebskräften.

In der westlichen Medizin spricht man von Homöostase, das heisst Konstanz des sogenannten inneren Milieus des Körpers mit Hilfe von Regelsystemen, deren übergeordnetes Zentrum der Hypothalamus ist. Der Hypothalamus setzt unter anderem Hormone frei, die entweder stimulieren oder hemmen.

Auch unser vegetatives Nervensystem arbeitet nach demselben Prinzip: Es besteht aus einem sympathischen und einem parasympathischen Anteil oder Sympathikus und Parasympathikus. Jedes Organ ist sowohl mit Nervenfasern des Sympathikus wie mit den Fasern des Parasympathikus oder Vagus versorgt. Eine Erregung des Sympathikus bewirkt zum Beispiel beim Herzen eine Beschleunigung des Herzschlags, eine Reizung durch den Vagus eine Verlangsamung.

Das Leben ist ein rhythmisches Wechselspiel zwischen den Polaritäten mit kleineren oder grösseren Schwankungen. Der angestrebte Zustand ist immer das Gleichgewicht.

Man kann deshalb auch sagen: Gesundheit ist pulsierendes Leben möglichst in der Nähe des Gleichgewichts.

Der Säure-Basen-Haushalt ist nichts anderes als das Ringen des Körpers um das Gleichgewicht, um nicht in einen Pol – in diesem Fall den Säurepol – zu fallen. Der Körper verfügt über eine Menge von Möglichkeiten, die er dazu benützt, die naturgegebenen Schwankungen zu regulieren. Wie alle Stoffwechselfunktionen sind auch diese chemischen Funktionen unseres Körpers äusserst interessant, aber leider auch sehr kompliziert. Und wer sich damit befasst, steht immer wieder staunend vor dem Wunder der Schöpfung. Wie sinnvoll doch alles eingerichtet ist und wie wunderbar unser Körper reagiert, wenn wir ihm dabei behilflich sind, sein Gleichgewicht zu wahren!

Dieses Buch soll Laien wie Therapeuten helfen, tiefer in das interessante Thema des Stoffwechsels vorzudringen, und Wege aufzeigen, wie man selber dazu beitragen kann, gesund zu bleiben oder wieder gesund zu werden. Ich habe versucht, alle Aspekte, die den Säure-Basen-Haushalt betreffen, möglichst klar und einfach zu beschreiben, ohne deshalb zu stark zu simplifizieren. Falls Ihnen die Ausführungen doch zu kompliziert sind, lesen Sie einfach die Kurzinformation in den Kästchen und hüpfen Sie dann zum Kapitel «Behandlung der Übersäuerung» auf Seite 25.

Die Forschungen auf dem Gebiet des Stoffwechsels laufen weltweit, und es ist deshalb klar, dass immer nur der momentane Forschungsstand beschrieben werden kann. Dieses Buch zeigt vor allem Ursachen und Behandlungsmethoden einer Übersäuerung des Bindegewebes (nicht des Blutes!) auf, Methoden, die der Einzelne selbst über seine Ernährung und andere einfache Massnahmen anwenden kann. Diese sollen aber nicht eine genaue Abklärung durch einen Arzt ersetzen.

Weil die Ernährung die Mutter unserer Gesundheit ist, ist sie auch der Schlüssel zur Gesundung und zur Wiederherstellung des Säure-Basen-Gleichgewichts. Die nachfolgenden Rezepte stammen zum grössten Teil aus dem seinerzeit zusammen mit Jacqueline Fessel herausgegebenen, inzwischen aber vergriffenen Erfolgsbuch «Die schnelle Vollwertküche». Da sie alles enthalten, was eine gesunde Grundernährung erfordert, und nur sehr wenig übersäuernde Nahrungsmittel wie Fleisch, Fisch, Zucker usw. verwenden, eignen sie sich ideal zur Erhaltung oder Wiederherstellung des Säure-Basen-Gleichgewichts. Daher bot es sich an, sie bei einer Überarbeitung unter dieses Thema zu stellen und durch einige Hintergrundinformationen über eines der wichtigsten Stoffwechselthemen unserer Zeit zu ergänzen.

Einige Grundbegriffe

Chemische Grundbegriffe: Säuren, Basen, pH-Wert

Grundsätzlich lassen sich alle Substanzen in zwei grosse Gruppen einteilen: in Säuren und in Basen.

Vereinfacht dargestellt sind **Säuren** chemische Verbindungen, die, wenn sie in Wasser gelöst werden, sauer reagieren und Wasserstoffionen (H) freisetzen. Man nennt sie auch Protonenspender (Proton = Wasserstoffion).

Basen sind chemische Verbindungen, die, in Wasser gelöst, basisch oder alkalisch reagieren und eine Hydroxylgruppe (OH-Gruppe) freisetzen. Man nennt sie auch Protonenempfänger.

In der Chemie unterscheidet man zwischen organischen und anorganischen Säuren und Basen. Wichtig für uns und unser Thema des Säure-Basen-Haushalts sind die im Körper und in den Lebensmitteln vorkommenden Säuren und Basen. Dies sind in erster Linie Mineralstoffe:

Saure Mineralstoffe sind: Schwefel, Phosphor, Chlor, Fluor, Jod, Silizium

Basische Mineralstoffe sind: Calcium, Natrium, Kalium, Magnesium, Kupfer, Eisen, Mangan

Säuren und Basen neutralisieren sich gegenseitig. Verbindet sich also eine Säure mit einer Base, ergibt dies in der Regel ein Salz, das heisst, die Säure wurde gepuffert oder neutralisiert. Sie ist damit für den Körper nicht mehr schädlich und kann leicht ausgeschieden werden.

Die Masseinheit zur Angabe des Säuregrades einer Lösung ist der **pH-Wert.** Die pH-Skala reicht von 0 bis 14. Ein pH-Wert von 7 bezeichnet den neutralen Zustand, das heisst, Säuren und Basen sind ausgeglichen. Je grösser der Säureanteil, desto tiefer der pH-Wert (7 bis 0), je grösser der Basenanteil, desto höher der pH-Wert (7 bis 14).

Reines Wasser (H_2O) beispielsweise enthält gleich viel Säure- und Basenelemente; die Säureelemente werden verkörpert durch H+-Ionen, die Basenelemente durch OH-Ionen.

$$H + OH = H_2O = \text{pH } 7{,}0$$

Dadurch liegt ein ausgeglichener Zustand vor, das Wasser ist neutral.

Die Skala des pH-Werts mit einigen Beispielen verschiedener Substanzen (aus: Lehninger, Prinzipien der Biochemie):

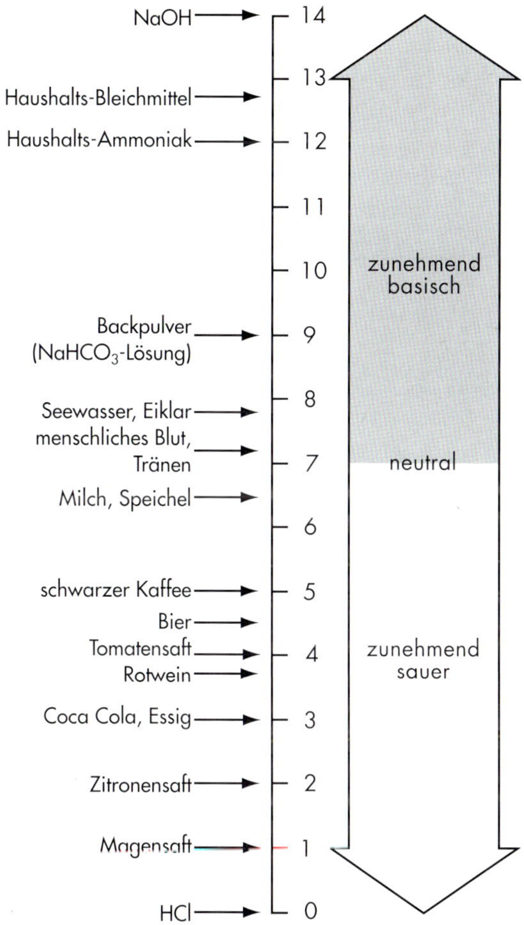

Der pH-Wert einer wässrigen Lösung kann mit Hilfe bestimmter **Indikatorfarbstoffe**, z.B. Lackmus, Phenolphthalein, Phenolrot, angezeigt werden. Je nach pH-Wert verändert sich die Farbe.

Das Blut und die meisten Körpergewebe befinden sich im idealen biologischen Gleichgewicht bei einem pH-Wert um 7,4. Das Blut ist also leicht alkalisch oder basisch. Der pH-Wert ist von grosser Bedeutung für einen einwandfreien Ablauf der Stoffwechselprozesse in unserem Körper.

Chemische Verbindungen werden je nach ihrem Gehalt an Wasserstoffionen (H) oder Hydroxylgruppen (OH-Gruppe) in sauer und basisch/alkalisch aufgeteilt. Für uns sind in diesem Zusammenhang vor allem die sauren und basischen Mineralstoffe in der Nahrung und im Körper wichtig.

Im Blut und in den meisten Körpergeweben liegt das angestrebte Gleichgewicht bei einem neutralen pH-Wert von rund 7,4.

Der pH-Wert ist für einen optimalen Stoffwechselprozess von entscheidender Bedeutung.

Der pH-Wert des Blutes

Im Gefässsystem eines erwachsenen Menschen zirkulieren etwa 5 bis 6 Liter Blut. Fast die Hälfte dieses Volumens sind Zellen, und zwar hauptsächlich rote Blutkörperchen (Erythrozyten), eine wesentlich kleinere Menge an weissen Blutkörperchen (Leukozyten) und Blutplättchen (Thrombozyten). Der flüssige Anteil ist das Blutplasma, das zu 90% aus Wasser und zu 10% aus gelösten Substanzen besteht. Von den festen Substanzen des Plasmas machen die Plasmaproteine 70% aus. 20% sind organische Stoffwechselprodukte, die sich auf dem Weg zwischen verschiedenen Organen befinden, sowie die Abfallprodukte Harnstoff und Harnsäure, die auf dem Weg in die Nieren sind. Die verbleibenden 10% sind anorganische Salze. Das Blut enthält noch viele andere Bestandteile, oft nur in Spuren. Dazu gehören Stoffwechselprodukte, Hormone, Vitamine, Spurenelemente und Gallenpigmente. Die Konzentration der verschiedenen Bestandteile des Blutplasmas wird durch Regulationssysteme (besonders des Hormonsystems) auf einer für sie charakteristischen Höhe gehalten.

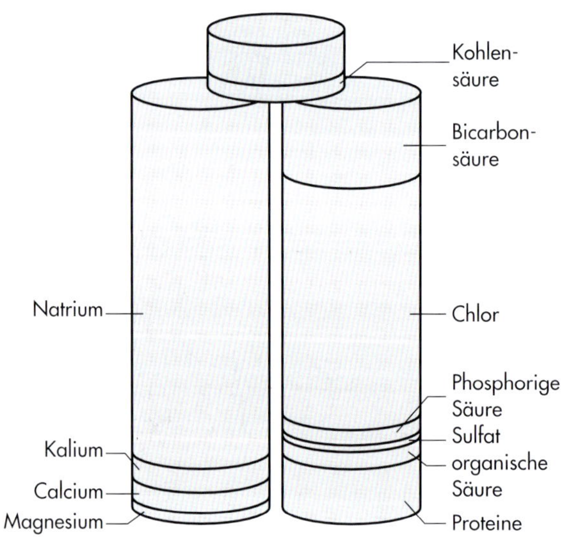

Zusammensetzung des Blutplasmas (nach: Koolman/Röhm, Taschenatlas der Biochemie)

Der **pH-Wert des Blutes** schwankt nur sehr gering zwischen 7,36 und 7,42, der Durchschnittswert liegt bei 7,39. Das Blutplasma enthält also rund gleich viel Basen (Kationen) wie Säuren (Anionen):
Sinkt der pH-Wert des Blutes unter 7,35, spricht man von einer **Azidose,** steigt er auf Werte über 7,45, von einer **Alkalose.** Sinkt der pH-Wert des Blutes zum Beispiel auf einen pH-Wert von 6,95, fällt der Mensch ins Koma, der Herzmuskel steht still und der Tod tritt ein. Steigt er auf pH 7,7, kommt es zu einem Zustand der Übererregtheit, es kann zu Krämpfen und sogar zum Tod führen.

Um die Schwankungen des pH-Wertes auszugleichen, die von der Nahrung hervorgerufen werden, verfügt das Blut daher über verschiedene Puffersysteme. Das schnellste **Puffersystem** sind die Lungen, welche die sogenannt flüchtigen Säuren ausscheiden, die vor allem beim Abbau von pflanzlichen Produkten entstehen. Die stabilen Säuren, die beim Abbau von tierischen Eiweissen entstehen, werden über die Nieren ausgeschieden. Der pH-Wert des Blutes schwankt also je nach der aufgenommenen Nahrung, wird aber autonom sofort wieder reguliert.

Alkalosen und Azidosen sind schwere Erkrankungen, denn sie bedeuten, dass die Puffersysteme des Körpers versagen. Ihre Behandlung ist schwierig und gehört unbedingt in die Hände eines Arztes.

Bei den Ausführungen zur Übersäuerung in diesem Buch geht es lediglich um die Übersäuerung des Gewebes und nie um Azidose oder Alkalose im klinischen Sinn.

Der pH-Wert des Bindegewebes

Im Gegensatz zum pH-Wert des Blutes ist derjenige des Gewebes, insbesondere des Bindegewebes grossen Schwankungen unterworfen.

Das Bindegewebe ist jenes Gewebe, das alle unsere Zellen und Organe umgibt. Es besteht aus einer Grundsubstanz (Gewebsflüssigkeit) und kollagenen und elastischen Fasern, den Bindegewebszellen, und es wird durchzogen von Blutgefässen (Arterien, Venen, Kapillaren) und den Fasern des vegetativen Nervensystems.

Das Bindegewebe ist das Kommunikationssystem zwischen den Organen und den sie versorgenden Blutgefässen.

Während des Tages versorgt das im Körper zirkulierende Blut den Organismus mit den aus der Nahrung aufgenommenen Aminosäuren (Eiweissen), Zucker, organischen Säuren und Vitalstoffen und über die Lymphe mit Fett. Die Leber empfängt, sortiert, entgiftet und speichert die Nährstoffe und verteilt sie über den Blutkreislauf zu den einzelnen Zellen. In diesen einzelnen Zellen entstehen in komplizierten Stoffwechselprozessen verschiedene Arten von Energie (Körperwärme, Muskelkraft, chemische Energie). Und es werden auch laufend alte Zellen abgebaut und neue gebildet. In den verschiedenen Phasen des Stoffwechsels entstehen zahlreiche Säuren.

Die flüchtigen Säuren werden von den Lungen rasch in Form von Kohlendioxid abgeatmet. Diese Ausscheidung passt sich den Bedürfnissen des Körpers an, indem sich Atemfrequenz und -tiefe leicht verändern lassen. Die nicht flüchtigen Säuren, die sogenannt stabilen Säuren aus der Eiweissverdauung, werden von den Nieren über den Urin ausgeschieden. Im Gegensatz zur Ausscheidung flüchtiger Säuren erfolgt diese Ausscheidung langsamer und ist viel weniger anpassungsfähig, da sie durch die Leistungskapazität der Nieren begrenzt ist.

Damit der Blut-pH-Wert konstant bleibt, werden überschüssige Säuren zum grössten Teil laufend im Bindegewebe abgelagert. Diese Säuren binden sich an die Fasern des Kollagens. Während des Tages besteht somit eine Tendenz zur Gewebe-Azidose (Gewebeübersäuerung). Dadurch verändert sich die kolloidale (gelartige) Struktur des Bindegewebes: Unter dem Einfluss der Säureanreicherung verfestigt es sich allmählich.

Während der Nacht hört normalerweise die Versorgung mit Nährstoffen auf, und der Organismus schaltet auf Ausscheidung und Reinigung um. Mittels eines Enzyms (der Hyaluronidase) werden die im Bindegewebe festgehaltenen Säuren in den Blutkreislauf freigesetzt. Dort werden sie von den vorhandenen Basen gepuffert (neutralisiert) und gelangen in die Nieren, die sie dann über den Urin ausscheiden. Im Laufe dieses Prozesses wird das Bindegewebe nach und nach alkalischer und erhält seine kolloidale Struktur wieder zurück, es wird wieder flüssiger.

Was sind Schlackenstoffe?

Biochemisch können Schlackenstoffe definiert werden als saure und zum Teil toxische Stoffwechselzwischen- und -endprodukte wie Phenole, Ammoniak, Schwefelwasserstoffe, Amine, Formaldehyde oder Alkohole. Bei einem optimal funktionierenden Stoffwechsel können diese Schlacken restlos ausgeschieden werden. Eine wichtige Grundlage dafür ist das Säure-Basen-Gleichgewicht!

Gelingt es dem Körper nicht, im Laufe der Nacht alle im Bindegewebe gespeicherten Säuren zu lösen und in den Blutkreislauf abzuschieben, so dass sie dann von den Nieren ausgeschieden werden können, häufen sie sich allmählich an: Das Gewebe verhärtet sich und wird zunehmend «undurchlässiger». Die Säuren können sich zum Beispiel auch in Form von Harnsäurekristallen in den Gelenken festsetzen – es entsteht Gicht. Erschwerend kommt oft eine Überversorgung des Körpers mit Eiweissen hinzu. Bei einer zu eiweissreichen Ernährung speichert der Körper das Eiweiss, das er nicht verstoffwechseln konnte, in Form von Kollagen, das dann mit seinen Fasern ebenfalls das Bindegewebe verdickt.

Die Bedeutung des Bindegewebes

Das Bindegewebe wird sowohl durch Säureablagerungen wie durch Eiweissablagerungen verdickt und verhärtet. Seine Funktion als Nährstoffkorridor wird behindert, und es ist immer weniger imstande, seine Aufgabe als Nährstoffversorger unserer Organe und Entsorger der Stoffwechselschlacken zu erfüllen.
Allmählich beginnen die Organe unter diesem Zustand zu leiden. Die Folgen sind Sauerstoffmangel, Unterernährung der Zellen, Selbstvergiftung aufgrund der verlangsamten Ausscheidung von Abbauprodukten und schliesslich der Zelltod. Wahrscheinlich fangen alle Unterfunktionen der Organe mit dieser Unterversorgung an.

Was versteht man unter Säure-Basen-Gleichgewicht?

Wie wir gesehen haben, erfüllt das Bindegewebe die Aufgabe, die Organe mit Nährstoffen zu versorgen und gleichzeitig die Schlacken aus allen unseren Körperzellen zu entsorgen. Man könnte daher sagen, dass das Bindegewebe der Nährboden ist, auf dem wir gedeihen. Dieses Versorgen und Entsorgen geschieht über die Blutbahnen und die Lymphgefässe, indem Nährstoffe durch die Verdauungsorgane zugeführt und Schlacken über Blut, Leber, Niere, Blase und Urin abtransportiert werden (siehe unten).

Die verschiedenen Stoffwechselprozesse, die dabei ablaufen, werden von über zweitausend verschiedenen Enzymen und den sie unterstützenden Stoffen (Vitamine, Mineralstoffe, Spurenelemente, Aromastoffe usw.) gesteuert und brauchen je nach Ort, Organ und Enzymart einen ganz bestimmten optimalen pH-Wert. So benötigen etwa die Enzyme im Magen ein sehr saures Milieu, um ihre Tätigkeit, nämlich die Eiweissverdauung, optimal ausführen zu können. Die Pankreasenzyme wiederum benötigen ein mehr basisches Milieu, um im Zwölffingerdarm und Dünndarm tätig sein zu können.

Zufuhr der Nährstoffe | **Ausscheidung der Schlackenstoffe**

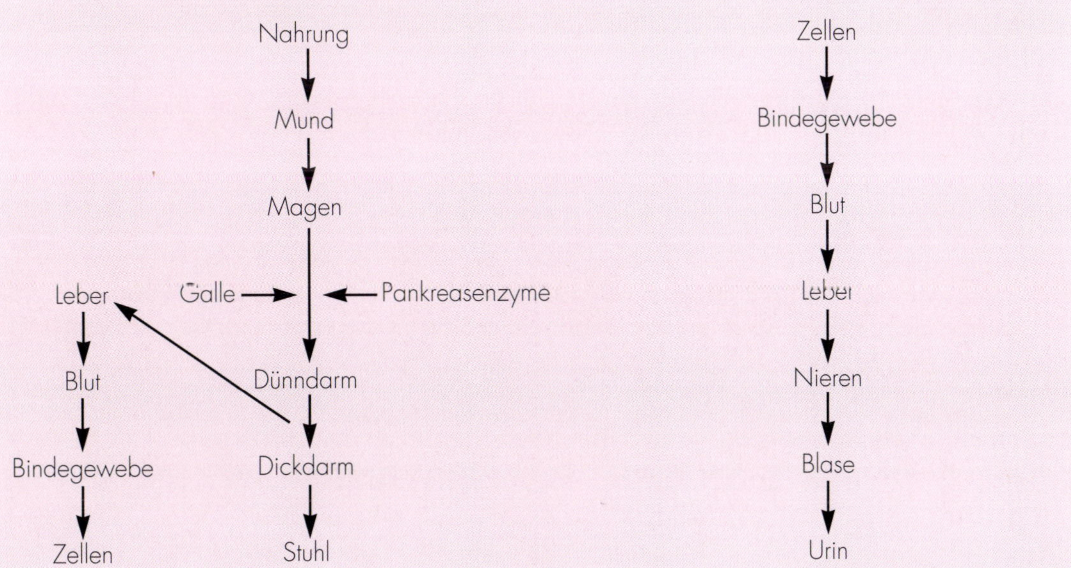

Um die benötigten optimalen pH-Werte gewährleisten zu können, verfügt der Organismus über verschiedene Regelsysteme. Einige davon können wir durch unsere Ernährung beeinflussen, andere entziehen sich unserem Einflussbereich. Sie werden im weiteren Verlauf des Buches erklärt, speziell im Kapitel «Gründe der Übersäuerung», Seite 16. Es ist nämlich die Übersäuerung, die uns Probleme macht und die diese Stoffwechselprozesse stören kann. Ein Überschuss an Basen ist kaum möglich, da diese gut wasserlöslich sind und unseren Körper über Urin und Stuhl leicht verlassen können.

Das Verhältnis von Säuren und Basen im menschlichen Organismus ist nicht konstant, vielmehr ist der Anteil an Säuren und Basen einem unaufhörlichen Wechsel unterworfen – hervorgerufen vor allem durch unsere Ernährung: einmal überwiegen die Säuren, ein anderes Mal die Basen. Aber der gesunde Organismus versteht es, Ordnung in diesen Wechsel zu bringen – *er sucht das für das jeweilige Organ, für das Blut oder das Bindegewebe richtige Gleichgewicht.* Genau aus diesem Grund kann man auch von einem Säure-Basen-Gleichgewicht im Organismus sprechen.

Die Menge der im Organismus vorhandenen Säuren und Basen ist von einer Reihe verschiedener Vorgänge abhängig:

Zufuhr:

- die exogene (äussere) Zufuhr durch die Nahrung
- die endogene (innere) Zufuhr durch physiologische Stoffwechselschlacken infolge der Zellernährung oder durch Milchsäurebildung bei Muskeltätigkeit (siehe Seite 20)
- die endogene Zufuhr nichtphysiologischer Säuren, z. B. bei chronischer Darmgärung infolge Hyperbakterie und Dysbakterie oder durch ständige pathologische Säurebildung bei Organdysfunktionen, z. B. bei Diabetes
- die endogene physiologische Bildung grosser Mengen von Magensalzsäure und äquivalenter Mengen von Natriumbicarbonat (Basen) in den Belegzellen des Magens, die einen dominierenden Einfluss auf den Säure-Basen-Haushalt des Organismus ausüben: Sie sind verantwortlich für die Entstehung der sogenannten Basenflut (siehe Seite 18).

Ausfuhr:

- die Ausfuhr von Säuren und Basen durch die wechselnde Tätigkeit der Nieren und des Darms (siehe Seite 13)
- die Ausscheidung von Kohlensäure durch die Lungen

Regulation:

- die Regulation und Synchronisierung aller Organe und ihrer Funktionen durch das vegetative Nervensystem mit dem Ziel, die gestörte Ordnung des Säure-Basen-Haushalts immer wieder ins Gleichgewicht zu bringen (siehe Seite 19ff.)

Diese Ordnung vermag der Organismus jedoch nur dadurch aufrechtzuerhalten, dass er über Depots verfügt. In diese Depots (Bindegewebe) verschiebt er den jeweiligen Überschuss an sauren und basischen Stoffen, sobald diese die Ordnung (Gleichgewicht) und den täglichen Rhythmus seines Lebens zu stören drohen. Die Depots entleert er wieder, wenn er die abgelagerten Stoffe braucht oder wenn diese aus dem Organismus entfernt werden sollen. Die Depots im Bindegewebe stellen damit einen wesentlichen Bestandteil des Säure-Basen-Haushalts dar. Was wir hauptsächlich tun können, ist, dem Körper genügend Basen zur Verfügung zu stellen, damit er dem Abtransport der Säuren gewachsen ist.

Wenn man vom Säure-Basen-Haushalt spricht, meint man in erster Linie und stark vereinfacht die Aufnahme und Ausscheidung von Säuren, die über die Nahrung und den Zellstoffwechsel in den Körper und ins Bindegewebe gelangen. Dabei geht es vor allem darum, dem Körper genügend Basen zur Verfügung zu stellen, damit er die Säuren neutralisieren und ausscheiden kann. Säuren und Basen sollten ungefähr im Gleichgewicht sein, damit der Körper mit der Zeit nicht übersäuert wird.

Gründe der Übersäuerung

Die meisten Menschen leiden heute unter Übersäuerung, die Ursache zahlreicher Krankheiten ist. Die Gründe dafür sind hauptsächlich in unserer Ernährungs- und Lebensweise zu suchen.

Der Mangel an Vitalstoffen

In den Verdauungsprozessen spaltet unser Körper die Nahrung mit Hilfe von Verdauungsenzymen in chemische Substanzen auf, die für unseren Körper verwertbar sind: Eiweisse in Aminosäuren, Kohlenhydrate in Zucker und Fette in Fettsäuren und Glyzerin. Diese Abbau- und die anschliessenden Aufbauprozesse sind chemische Reaktionsketten. Bei jeder Stufe dieser Reaktionen kommen verschiedene Enzyme zum Einsatz, die für ihre Tätigkeit sogenannte Coenzyme benötigen – *das sind Vitamine und Mineralstoffe. Jede Stufe dieser chemischen Prozesse ist vom korrekten Ablauf der vorhergehenden Stufe abhängig – das Fehlen eines Vitamins oder eines Mineralstoffs kann die ganze Kettenreaktion bremsen oder gar blockieren.* Die Zwischensubstanzen, die bei diesen Kettenreaktionen gebildet werden, sind meistens Säuren; fehlen die benötigten Vitamine oder Mineralstoffe, verbleiben sie als Säure im Körper.

Fehlen beispielsweise bei der Verstoffwechselung von Kohlenhydraten die nötigen Enzyme oder Vitamine (vor allem Vitamin B_1), wird Traubenzucker nicht zu Kohlensäure und Wasser verstoffwechselt; die Zwischenabbauprodukte Zitronensäure, Brenztraubensäure, Bernsteinsäure, Fumarsäure, Oxalessigsäure, Milchsäure bleiben als Säuren im Körper.

Ein Säureüberschuss ist oft das Resultat einer unvollständigen biochemischen Umwandlung, die auf einen Mangel an Vitaminen und Spurenelementen zurückzuführen ist. Nur wer sich vollwertig mit Grundprodukten, viel Gemüse und Vollkornprodukten ernährt, erhält über die Nahrung die notwendige Menge an Vitalstoffen.

Menschen, die über ihre tägliche Nahrung zu wenig Vitalstoffe, das heisst Vitamine und Mineralstoffe, zu sich nehmen, produzieren deshalb unweigerlich selbst vermehrt Säuren in ihrem Körper.

Die überhöhte Säurezufuhr über die Nahrung

Unsere Nahrung setzt sich aus sauren, säurebildenden und basischen Produkten zusammen. Ihr jeweiliger Anteil bestimmt die Säuremenge, die unser Organismus zu verarbeiten hat. Die Nahrung ist zu einem grossen Teil für das Risiko der Übersäuerung mitverantwortlich. Wird die Menge der sauren und säurebildenden Speisen nicht durch basische Lebensmittel (hauptsächlich Gemüse, Früchte, Mineralwasser) ausgeglichen, gelangen grosse Mengen an Säure in die Blutbahn. Das Blut wiederum muss dann die erforderlichen alkalischen/basischen Mineralstoffe über das Puffersystem aus dem Bindegewebe oder schlimmstenfalls aus unserem grossen Mineralstoffdepot, den Knochen, entnehmen.

Zu einer Übersäuerung des Körpers kommt es, wenn unsere Nahrung mehr aus sauren und säurebildenden als aus basischen Speisen besteht (siehe Liste Seite 29).

Verdauungsstörungen

Alle Teile des Verdauungsapparates benötigen einen bestimmten pH-Grad, um gut funktionieren zu können:

Magen: sauer

- pH 1,2 nachts und während einem Drittel des Tages
- pH 2 zu Beginn der Verdauungsperiode
- pH 5 am Ende der Verdauung

Das Pepsin des Magensaftes spaltet Eiweisse (Proteine) in Polypeptide, wozu ein stark saures Milieu erforderlich ist. Ist die Magensäureproduktion zu gross, entstehen die bekannten unangenehmen Symptome wie saures Aufstossen, Magenschleimhautreizungen bis zu Magengeschwüren. Die Einnahme von Basenpulver und die Einschränkung der stark Säure erzeugenden Lebensmittel wie viel Fleisch, Alkohol und Zucker können diese Probleme schnell lösen.

- Aber auch bei Magensäuremangel sollte Basenpulver und nicht ein Salzsäurepräparat eingenommen werden, da Basen für die korrekt ablaufende Verdauung immer wichtiger sind als Säuren.

Zwölffingerdarm: alkalisch

- pH 7,6–8,2 durch Sekrete der Bauchspeicheldrüse
- pH 7–7,5 durch Sekrete der Leber = Galle
- pH 8 durch eigene Sekrete aus den oberen Drüsen zwischen der Vaterschen Ampulle (gemeinsames Endstück der Ausführungsgänge von Galle und Bauchspeicheldrüse, mündet in den Zwölffingerdarm) und dem Magenpförtner (Magenausgang = Pylorus), den Lieberkühn- und den Brünner-Drüsen.
- Der Speisebrei (Chymus) im Zwölffingerdarm braucht ein basisches Milieu, damit der Bauchspeicheldrüsensaft mit seinen Enzymen die Polypeptide (Eiweisse) in Aminosäuren aufspalten kann und damit dort Fette und Kohlenhydrate verdaut werden können.

Dickdarm: schwankend

- pH 6,5–7,5

Gärung und Fäulnis

Kohlenhydrate unterliegen einem **Gärungsprozess,** bei dem sich Kohlendioxid (CO_2) bildet. Sie werden in verschiedene organische Säuren (Milchsäure, Buttersäure, Propionsäure, Essigsäure, Bernsteinsäure) umgesetzt, die dann zum Teil absorbiert und im Stoffwechsel verwertet werden. **Eiweiss** geht in **Fäulnis** über. Entsprechend seiner komplexen Struktur setzt es zahlreiche Produkte frei: Ammoniak, Amine, Phenol, Indol, Scatol, Schwefelwasserstoff. Im Gegensatz zur Gärung erzeugt die Fäulnis basische Abbauprodukte. Fast alle Fäulnisprodukte sind mehr oder weniger giftig.

Da nahezu alle Kohlenhydrate abgebaut und absorbiert werden, bevor der Darminhalt in den Dickdarm gelangt, gewinnt der Fäulniszustand rasch die Oberhand. Dies ist leicht zu vermeiden, indem Kohlenhydrate gegessen werden, die viel Zellulose enthalten, zum Beispiel Vollkorngetreide und stark zellulosehaltiges Gemüse, zum Beispiel Karotten oder Äpfel.

Die mehr oder weniger giftigen Abbauprodukte der Fäulnis gelangen durch die Darmschleimhaut ins Blut, von dort über die Pfortader zur Leber. Die Leber ist imstande, diese Giftstoffe aus dem Darm unschädlich zu machen. Es ist daher aber auch klar, dass ein erhöhter Eiweisskonsum die Leber belastet!

Der Kochsalzkreislauf

Über den sogenannten Kochsalzkreislauf versorgt sich der Körper mit Basen, welche die sekretorischen Drüsen benötigen, um ihre Verdauungssäfte zu erzeugen:
Die Belegzellen des Magens entnehmen dem Blut Kochsalz (NaCl) – es ist ein Hauptbestandteil des Blutes! – sowie Wasser (H_2O) und Kohlensäure (CO_2) und zerlegen diese in eine saure und eine basische Komponente:

$$NaCl + H_2O + CO_2 = HCl + NaHCO_3$$

Die saure Komponente HCl (= Salzsäure) wandert ins Magenlumen, während die basische Komponente $NaHCO_3$ (= Natriumbicarbonat) in den Blutkreislauf gelangt. Dadurch entsteht die sogenannte **Basenflut** im Organismus, durch die Leber, Bauchspeicheldrüse (Pankreas), die übrigen alkalophilen Drüsen und die Gewebe mit dem nötigen basischen Natriumbicarbonat versorgt werden. Dieses Natriumbicarbonat gelangt später in Form von Galle und Pankreassekret in den Zwölffingerdarm (Duodenum), und zwar in dem Masse, in dem salzsaurer Speisebrei (Chymus) vom Magen hierher befördert wird. Die Salzsäure wird ihrerseits im Zwölffingerdarm wieder zu Kochsalz neutralisiert und gelangt in den Blutkreislauf zurück, und zwar in der genau gleichen Menge, in der es dem Blutkreislauf entnommen wurde.

Wichtig

Sind Leber und Bauchspeicheldrüse in ihrer Funktion eingeschränkt, zum Beispiel durch einen generellen Vitalstoffmangel oder einen Mangel an Bitterstoffen für die Gallenproduktion der Leber, so dass sie qualitativ und quantitativ minderwertiges Sekret produzieren, kann der Speisebrei nur unzureichend basisch gemacht werden.

Das Milieu des Zwölffingerdarms bleibt dann zu sauer, Fette, Kohlenhydrate und Proteine können nur unvollständig verdaut werden. Dieser unvollständige Verdauungsvorgang führt zu einer qualitativ abnormen Darmflora und damit zu Blähungen oder zu einer übermässigen Fäulnis, eventuell auch zu Verstopfung und bis hin zu einer grossen Belastung der Leber – womit sich der Kreislauf schliesst.

Störungen des vegetativen Nervensystems

Das vegetative Nervensystem steuert alle Funktionen des Organismus, die automatisch und unabhängig vom Willen ablaufen. Man nennt es deshalb auch das autonome, das heisst das nach eigenen Gesetzen selbständig handelnde Nervensystem. Die Absonderungen des Magensaftes, die Darmtätigkeit, der Gallenfluss, die Schweissabsonderung, die Eng- oder Weitstellung der Blutgefässe sind Funktionen, die vegetativ gesteuert werden.

Innerhalb des vegetativen Nervensystems unterscheidet man einen **sympathischen** und einen **parasympathischen** Anteil oder die Steuerung durch **Sympathikus** und **Parasympathikus** oder **Vagus.**

Zu diesem Zweck ist jedes Organ sowohl mit Nervenfasern des Sympathikus wie mit Fasern des Parasympathikus versorgt. Eine Erregung des Sympathikus bewirkt zum Beispiel beim Herzen eine Beschleunigung des Herzschlags, eine Reizung des Parasympathikus eine Verlangsamung. In gleicher Weise werden die Funktionen sämtlicher Verdauungsorgane und der Blutgefässe gesteuert, wobei genau umgekehrt die Darmbewegung durch Sympathikusreizung verlangsamt und durch Parasympathikusreizung beschleunigt wird.

Hormone üben ebenfalls Reize auf das vegetative Nervensystem aus. So bewirkt etwa Adrenalin, ein Hormon des Nebennierenmarks, das wir vermehrt bei Stress und Überanstrengung ausscheiden, eine Sympathikusreizung.

Man unterscheidet zwei Typen von Menschen: den **Sympathikotoniker,** bei dem mehr der Sympathikus betont ist, und den **Vagotoniker,** der mehr vom Vagus gesteuert wird. Eine Übersäuerung führt zu den Symptomen der **Sympathikotonie,** das heisst zu Erscheinungen, bei denen das sympathikotone System über das vagotone System dominiert: Das Gleichgewicht ist also gestört. Daraus entsteht das, was man gewöhnlich als **Stress** bezeichnet. Die Sympathikotonie steht am Beginn einer Reihe von Symptomen, die mit chronischen Krankheiten einhergehen:

- krampfhafte Verengung der Arteriolen (der kleinsten Arterien), was zu Durchblutungsstörungen und hohem Blutdruck führt
- Neigung zu Übersäuerung des Gewebes
- Neigung zur Hyperglykämie vom Diabetestyp
- Neigung zur Hyperthyreose (Überfunktion der Schilddrüse)
- Neigung zu Tachykardie (Herzjagen)
- Neigung zu Hyperkalzämie (zu viel Calcium im Blut)
- Neigung zu Karies, Parodontose und Osteoporose (Verminderung des Knochengrundgewebes)
- Neigung zu Krämpfen, vor allem in den Beinen
- Neigung zu chronischer Migräne vom spastischen Typ
- Refluxösophagitis (Speiseröhrenentzündung) durch Magensafteinwirkung)
- Säuregastritis (Entzündung der Magenschleimhaut)
- Magen- und Zwölffingerdarmgeschwüre
- Galle-Leber-Störungen und Blähungen
- Völlegefühl nach dem Essen
- Verstopfung, Nierenstörungen und Störungen der Harnwege
- trockene Ekzeme
- «Herzasthma»
- die Mehrzahl der «rheumatischen Krankheiten» – vor allem die entzündlichen, denn der sympathikotone Zustand ist entzündungsfördernd
- Nikotinsucht – jeder Raucher lebt aufgrund seines Tabakkonsums im Zustand der Sympathikotonie

Sauerstoffmangel durch Bewegungsmangel

Die chemischen Umwandlungsprozesse sind auf Sauerstoff angewiesen. Wie sich eine gute Sauerstoffversorgung der Zellen auf den pH-Wert unseres Bindegewebes auswirkt, zeigt die folgende Erfahrung: Nach einem anstrengenden Tag drückt sich die Übersäuerung des Bindegewebes durch einen sauren Urin aus. Wir brauchen jedoch nur einen Spaziergang an der frischen Luft zu machen, um wieder einen normalen pH-Wert zu erlangen. Der auf dem Spaziergang getankte Sauerstoff reicht oft aus, um die zahlreichen im Umlauf befindlichen Säuren zu oxidieren und den pH-Wert des Urins zu normalisieren. Bei einer massiven Übersäuerung sorgt der Körper automatisch für eine Steigerung von Atemrhythmus und -tiefe bis hin zur Hyperventilation (auch z. B. beim Rennen).

Sauerstoffmangel (meistens verursacht durch Bewegungsmangel) reduziert die Oxidation der Säuren drastisch und führt somit zu Übersäuerung.

Körperliche Überanstrengung

Bei körperlicher Bewegung entstehen durch Muskelaktivität im Stoffwechsel saure Abfallprodukte: Milchsäure, Brenztraubensäure, Kohlensäure. Die Kohlensäure wird beim Ausatmen über die Lungen ausgeschieden. Milchsäure, Brenztraubensäure usw. werden oxidiert und in Energie umgewandelt, so dass der saure Charakter vollständig verschwindet.

Wird der Körper jedoch über lange Zeit hinweg überstrapaziert, sammeln sich die Abfallprodukte in den Muskeln, weil durch Müdigkeit die Zirkulation verlangsamt wird, so dass das Gewebe zu wenig Sauerstoff erhält. Die Säuren können nur unvollständig umgewandelt werden und es entstehen Muskelschmerzen, die wir als Muskelkater kennen, oder auch Muskelkrämpfe.

Diese Überanstrengung und dauernde Überforderung entsteht vorwiegend bei Menschen, die zu **wenig Schlaf** haben, die **dauernd gestresst** sind und sich **zu wenig Erholung** gönnen. Überdies macht die Präsenz von Säure im Körper müde, was zu einem eigentlichen Teufelskreis führt: Anstrengung – Müdigkeit – doppelte Anstrengung, um das vorgenommene Ziel zu erreichen. Meistens wird dann versucht, diese Müdigkeit mit Kaffee, Zucker oder Alkohol – alles stark säurebildende Stoffe – zu überbrücken, mit dem Ergebnis, dass der Körper immer saurer wird!

Auch **Sport** kann zu Übersäuerung führen, vor allem dann, wenn der Anteil der im Körper vorhandenen Basen (Mineralstoffe) zu gering ist. Wer Sport treibt, hat immer einen erhöhten Bedarf an Mineralstoffen, insbesondere an Basen (Natrium, Kalium, Magnesium, Calcium), da durch die vermehrte Muskeltätigkeit viel Mineralstoffe verbraucht und auch über den Schweiss ausgeschieden werden.

Überanstrengung, Stress und Schlafmangel steigern den Säuregehalt des Körpers.

Störungen der Säureausscheidung über Nieren und Haut

Die Säuren, die wir durch die Nahrung zu uns nehmen (sogenannte exogene Säuren), und jene, die unser Körper aufgrund seiner natürlichen Stoffwechselfunktionen selber produziert (endogene Säuren), verlassen den Körper unter anderem über die Nieren und die Haut. Die Säurekonzentration im Bindegewebe hängt somit auch wesentlich davon ab, ob diese beiden Organe ihre Funktion der Filtrierung und Ausscheidung einwandfrei erfüllen.

Die **Nieren** sollten in 5 bis 6 Mal total rund 1,5 Liter Urin pro Tag ausscheiden. Der Urin sollte gelb sein und riechen – besonders stark sollte der erste Morgenurin riechen, da er stark konzentriert ist. Farbloser, geruchloser oder übermässig viel Urin deutet immer auf eine mangelnde Nierenfunktion hin.

Über die **Haut** verlässt durch die Schweissdrüsen pro Tag rund 800 ml Flüssigkeit unseren Körper, ohne dass uns dies besonders auffällt, und natürlich noch mehr bei einer anstrengenden körperlichen Tätigkeit, wie Sport oder Sauna. Der Schweiss transportiert eine bestimmte Menge an Mineralstoffen, aber auch an Abfallprodukten, die bei einer erhöhten Menge die Ausscheidungsorgane reizen können (Hautirritationen und Entzündungen beispielsweise unter den Achseln usw.). Das Schwitzen befreit also unseren Körper von Säuren und trägt viel zu unserer Gesundheit bei, weshalb in der Naturmedizin bei Krankheiten auch immer grosser Wert auf Wärmebehandlungen gelegt wird (Dampfbad, Sauna, heisse Wickel).

Eine ungenügende Ausscheidung über die Haut und die Nieren erhöht die Säureansammlungen im Körper.

Das Säure-Basen-Gleichgewicht und Krankheiten

Wie wir bereits gesehen haben, betrifft eine Übersäuerung vor allem das Bindegewebe, das sozusagen den Boden darstellt, aus dem die Versorgung unserer Organe geschieht. Das bedeutet auch, dass eine Übersäuerung zwar nicht die alleinige Ursache von Organschwächen ist, aber das Umfeld bereitet, in dem solche Schwächen erst entstehen können. Es ist deshalb nicht verwunderlich, dass die auftretenden Symptome und Krankheiten ein sehr breites Spektrum einnehmen.

Symptome bei Gewebeübersäuerung oder Krankheiten, bei denen eine Übersäuerung mitverursachend ist:

◆ Allgemeinbefinden
Energiemangel, ständige Müdigkeit, körperliche und geistige Antriebsschwäche, verminderte Aktivität, rasche Ermüdbarkeit, übermässig lange Erholungsphase nach einer Anstrengung, schwere Glieder, häufiges starkes Herzklopfen, tiefere Körpertemperatur, intensives Kältegefühl im Inneren des Körpers, Kälteempfindlichkeit, erhöhte Infektanfälligkeit

◆ Gemütsverfassung
Antriebsschwäche, Mangel an Schwung und Lebensfreude, depressive Verstimmung, Reizbarkeit, geringe Belastbarkeit, innere Unruhe, Überempfindsamkeit

◆ Kopf
sehr blasse Gesichtsfarbe, Kopfschmerzen, häufige Migräne, tränende, empfindliche Augen, häufige Bindehautentzündungen, Lidrandentzündungen

◆ Mund
saurer Speichel, Zahnfleischschwund, entzündetes, empfindliches Zahnfleisch, Aphten, Hautrisse im Mundwinkel, Reizung von Mandeln und Rachen, die zu wiederholten Entzündungen der entsprechenden Schleimhaut führen

◆ Zähne
empfindliche Reaktion der Zähne auf kalte, heisse und saure Speisen, Zahnkaries, wandernde Zahnneuralgien (Säure greift die Zähne von aussen, über saure Speisen und sauren Speichel, an)

◆ Magen
Überproduktion an Magensäure, saures Aufstossen, Magenkrämpfe und Magenschmerzen, Magenschleimhautentzündung, Magengeschwüre

◆ Darm
Darmkrämpfe, Brennen beim Stuhlgang, Neigung zu Darminfektionen, heller Stuhl infolge Leberschwäche (mangelnde Gallenbildung)

◆ Nieren/Blase
übersäuerter Urin, Reizungen und Brennen in Blase und Harnröhre, übermässig grosse Harnmenge infolge einer Nierenschwäche, Nieren- und Blasensteine

◆ Atemwege
tropfende Nase, überempfindliche Reaktion der Atemwege auf Kälte, häufige Erkältungen und Bronchitiden, Nebenhöhlenentzündungen, Angina, vergrösserte Mandeln, Polypen, Allergien, rauher Hals und Reizhusten

◆ Haut

übersäuerter Schweiss, trockene Haut, Rötungen an stark schwitzenden Hautstellen (Hautfalten, Gürtelregion, unter Uhrenarmband und Ringen, die übrigens schwarz anlaufen) oder rund um die Körperöffnungen (Augen, Mund, Anus, Scham), rissige Haut zwischen den Fingern und am Nagelbett, Pilzerkrankungen, Nesselfieber, Juckreiz und Hautausschläge, Pickel, verschiedene Ekzeme

◆ Nägel

Die Nägel werden dünner und weicher, sie spalten leicht und brechen ab, Rillen und weisse Flecken

◆ Muskeln

Krämpfe und Spasmen, Neigung zu Hexenschuss und steifem Hals (Torticollis)

◆ Knochen und Gelenke

Abbau von Mineralstoffen im Skelett: Osteoporose, Osteomalazie (Knochenerweichung), Rachitis, wiederholte Knochenbrüche, verzögerte Heilungstendenz nach Brüchen, Gelenkknacken, überdehnte Bänder, Wirbelblockierungen, Rheuma, Arthrose, Arthritis, Ischias, Gicht, Wirbelverschiebung, Diskushernie usw., Entzündungen und Sklerose von Gelenkbändern, wandernde Gelenkschmerzen

◆ Blutkreislauf

zu niedriger Blutdruck, schlechte Blutzirkulation, Kälteempfindlichkeit, Neigung zu Blutarmut und Blutungen, Frostbeulen

◆ Endokrine Drüsen

verminderte Produktion und Sekretion der Drüsen allgemein, Überfunktion der Schilddrüse

◆ Geschlechtsorgane

Entzündungen der Geschlechtsorgane (Juckreiz, Rötungen)

◆ Nervensystem

erhöhte Schmerzempfindlichkeit, hartnäckige oder wandernde Neuralgien, Schlaflosigkeit

Bei vielen dieser Krankheiten und Befindlichkeitsstörungen genügt es, die Nahrung auf eine stärker basische Kost umzustellen oder Basenpulver einzunehmen, und die Symptome verschwinden oder werden viel schwächer. Sehr schnell reagieren zum Beispiel Menschen mit Gicht auf die Einnahme von Basenpulver und das Weglassen von stark übersäuernden Lebensmitteln wie Fleisch und Wein; die Schmerzanfälle verschwinden ohne weitere Medikamente. Auch bei Rheumakrankheiten besteht ein direkter Zusammenhang zwischen Schmerzen und Übersäuerung. Bei regelmässiger Einnahme von Basenpulver verschwindet auch das lästige saure Aufstossen usw. *Jeder naturheilkundlich arbeitende Arzt oder Therapeut kümmert sich zuerst um die Wiederherstellung des Säure-Basen-Gleichgewichts mittels Ernährungsumstellung und Einnahme von Basenmischungen.*

Das leidige Thema Sodbrennen

Sodbrennen (auch Refluxkrankheit genannt) ist ein heftiges schmerzhaftes Gefühl in der Brust, das durch den sogenannten Reflux entsteht, bei dem der Magensaft wieder in den unteren Teil der Speiseröhre hochkommt und dort Brennen und Druck unter dem Brustbein verursacht. Die zarte Schleimhaut der Speiseröhre ist nicht dazu geschaffen, die scharfe Säure des Magens zu ertragen, und reagiert mit Reizung und Schmerz.

Der Reflux und damit das Sodbrennen entsteht dadurch, dass der untere Ösophagusschliessmuskel, ein kleiner Muskelring, der den Ösophagus (die Speiseröhre) vom Magen trennt, nicht mehr genügend schliesst. Beim Schlucken entspannt sich dieser Muskel normalerweise, so dass das Essen von der Speiseröhre in den Magen gelangen kann, und schliesst sich nachher wieder. Mit diesem Muskelring ist es jedoch wie mit einem Gummiband: Er kann schwächer werden und sich zwar noch dehnen, aber anschliessend nicht mehr genügend zusammenziehen. Es kann auch geschehen, dass er sich entspannt und im falschen Augenblick aufspringt. In beiden Fällen entsteht eine Öffnung, durch die Magensäure und teilweise verdaute Nahrung wieder in die Speiseröhre zurückströmen können (dies besonders auch beim Flachliegen) und dort die zarten Schleimhautzellen reizen.

Aber auch scharfe und saure Nahrungsmittel wie Currys, Chilis, Orangensaft können auf dem Weg zum Magen die entzündete Schleimhaut der Speiseröhre reizen und so Schmerzen verursachen. (Behandlung siehe Seite 40.)

Unter Sodbrennen wegen eines zu üppigen Essens mit überfülltem Magen kann jeder Mensch ab und zu leiden – problematisch wird es erst, wenn dieses Leiden chronisch wird.

Die Behandlung der Übersäuerung

Die Behandlung über die Ernährung

Unsere Nahrung setzt sich aus **sauren, säurebildenden** und **basischen** Speisen zusammen. Ihre Verstoffwechselung hängt stark davon ab, ob der Mensch einen intakten oder gestörten Säurestoffwechsel hat – oder anders ausgedrückt: Ist jemand bereits übersäuert, reagiert er auf verschiedene Speisen anders als ein Mensch, dessen Säure-Basen-Haushalt noch in Ordnung ist.

Ein und dieselbe Speise kann also auf verschiedene Weise auf den Säurestoffwechsel einwirken.

Die Angaben über den pH-Wert der einzelnen Lebensmittel sind in allen vorhandenen Säure-Basen-Büchern einschliesslich der wissenschaftlichen Tabellen von Ciba-Geigy zum Teil widersprüchlich. Die Tabelle auf Seite 29 beruht auf meinen durch verschiedene Tests erhärteten Erfahrungen. Da es aber in vielen Fällen vom effektiven Übersäuerungsgrad der jeweiligen Person abhängt, ob ein Lebensmittel für sie noch sauer wirkt, ist es unmöglich, eine für alle Menschen gültige Liste aufzustellen.

Am Beispiel Früchte lässt sich dies besonders gut darstellen:

Gesunde, vitale und nicht übersäuerte Menschen mit einem guten Stoffwechsel können die verschiedenen Fruchtsäuren wie Wein-, Apfel-, Zitronen-, Sorbin-, Milch- oder Chinasäure in Kohlendioxid und Wasser umwandeln. Dabei werden Mineralstoffe, Spurenelemente, Vitamine, Aromen, Fruchtzucker und andere Nährstoffe freigesetzt, so dass der Körper unter anderem grosse Mengen an Mineralstoffen, sprich Basen, erhält.

Bei einer **Stoffwechselschwäche und bereits bestehender Übersäuerung** können diese Säuren nicht oxidiert werden und der Organismus muss körpereigene Calcium-, Magnesium- und Natriumkarbonate «hergeben», um die nicht oxidierte Fruchtsäure zu neutralisieren. In diesem Fall werden Früchte zu Mineralstoffräubern. Viele übersäuerte Menschen meiden deshalb instinktiv Früchte, weil sie spüren, dass sie sie nicht vertragen. Dasselbe gilt übrigens auch für saure Milchprodukte. Ich habe bei Tests festgestellt, dass stark übersäuerte Menschen oft mit einer Unverträglichkeit auf Joghurt und Quark reagieren.

Ist Essig nun gesund oder nicht?

Essig wird für viele Heilanwendungen verwendet und erlebt im Moment dank riesiger Werbebudgets eine eigentliche Wiederauferstehung als Wundermittel. In der Naturheilkunde ist besonders der Apfelessig ein bewährtes Hausmittel, das bei verschiedenen Beschwerden eingesetzt werden kann. So wirkt er zum Beispiel antibakteriell und wird deshalb bei Entzündungen sowohl innerlich wie äusserlich angewendet. Es gibt reichlich Literatur über seinen Nutzen.
Tatsache ist aber auch, dass bereits übersäuerte Menschen mit seiner Anwendung zuwarten sollten, bis ihr Säure-Basen-Haushalt wieder in Ordnung ist, da er durch seinen Säuregehalt sonst mehr schadet als nützt.

Saure Nahrungsmittel

Saure Nahrungsmittel enthalten Säuren, die wir an ihrem Geschmack erkennen: z. B. Zitronen, Essig, Beeren, Joghurt. Saure Speisen wirken säure- oder basenbildend, je nachdem, ob die betreffende Person übersäuert ist oder nicht. Die meisten übersäuerten Personen meiden diese Nahrungsmittel instinktiv, da sie merken, dass sie ihnen nicht gut tun. Ganz selten sieht man aber auch Menschen, die auf saure Lebensmittel richtig «süchtig» sind. – Es liegt jedoch im Wesen der Sucht, dass man auf Substanzen süchtig ist, die einem eigentlich schaden: Zucker, Alkohol, Zigaretten!

Hier eine Liste von sauren Lebensmitteln, die an und für sich gesund sind, da sie viele wertvolle Nährstoffe enthalten, die aber einem übersäuerten Menschen Beschwerden bereiten können:

◆ **Früchte:**
Je unreifer die Frucht, desto saurer ist sie. Die heute in den Supermärkten verkauften Früchte werden meistens unreif gepflückt, damit sie lange Lagerungszeiten oder Transportwege überstehen. Übersäuerte Menschen sollten deshalb ihre Früchte am besten direkt beim Bauern oder im Reformhaus kaufen, wo ausgereifte Früchte erhältlich sind.

Besonders sauer sind Zitrusfrüchte und Beeren. Aber auch Fruchtsäfte enthalten viel Säure. Eine eigentliche Unsitte ist es, morgens auf leeren Magen einen Fruchtsaft zu trinken. Bei den meisten Menschen trägt der morgendliche Orangensaft viel dazu bei, dass sie sich unwohl fühlen. Ich sehe bei Bioresonanztests, dass von allen Zitrusfrüchten Orangen am wenigsten gut vertragen werden.

◆ **Essig**
ist je nach Art verschieden sauer. Bei Tests habe ich festgestellt, dass auf übersäuerte Menschen Apfelessig weniger sauer wirkt als z. B. Balsamicoessig. Es ist aber ratsam, bei einer bestehenden Übersäuerung mit Essig sehr sparsam umzugehen. Salatsaucen eher mit Kanne-Brottrunk oder Molkosan zubereiten!

◆ **Saures Gemüse** (z. B. Rhabarber, Sauerampfer, Kresse, Tomaten):
Entgegen ihrem Ruf enthalten Tomaten nur sehr wenig Fruchtsäure und werden von übersäuerten Menschen meist viel besser vertragen als z. B. Äpfel. Bei bestehender starker Übersäuerung sind aber auch Tomaten zu meiden.

◆ **Süss-saure Getränke** (z. B. Coca-Cola und andere Limonaden)
sind trotz ihres süssen Geschmacks oft sehr sauer. So haben beispielsweise Colagetränke einen pH-Wert von ca. 2,4 und Limonaden von rund 3,2. Der saure Geschmack wird erreicht durch hohe Gaben von Phosphaten als Säuerungsmittel, der dann durch viel Zucker wieder gemildert wird. Sowohl Phosphat wie Zucker sind stark säurebildend.

◆ **Honig**
schmeckt wohl sehr süss und hat viele positive Eigenschaften, enthält aber dennoch viel Säure und wird von übersäuerten Menschen nicht gut vertragen.

Säurebildende Nahrungsmittel

Säurebildende Nahrungsmittel enthalten ursprünglich keine Säure, produzieren oder enthalten jedoch Substanzen, die im Verlaufe des Verdauungsprozesses und während des Stoffwechselprozesses allgemein in Säuren umgewandelt werden. Eiweiss aus **tierischem Protein** beispielsweise liefert generell viel Schwefel-, Phosphor- und Harnsäure, aber auch Purine. Diese Nahrungsmittel sind somit starke Säurebildner. Die Aminosäuren in der **Milch** und in **Milchprodukten** (Käse, Joghurt usw.) erzeugen weniger Säuren, denn die Substanzen, in die sie zerlegt werden, sind Ketonkörper und Harnstoff, die nur schwach sauer sind. Ausnahme Molke: Der pH-Wert von frischer Molke liegt zwischen 6,5 und 7; zehn Stunden später hat dieselbe Molke einen pH-Wert zwischen 2 und 3, das heisst, sie ist sauer geworden. Molkenpulver wird aus frischer Molke hergestellt und ist deshalb nicht sauer. Nur die Nieren können diese Art von Säuren ausscheiden.

Generell ist zu sagen, dass säurebildende Nahrungsmittel, also Eiweisse aller Art uns lebensnotwendige Proteine und Vitalstoffe liefern, dass wir sie aber auch in einem gesunden Mass essen sollten. So genügt beispielsweise einem erwachsenen Menschen eine tägliche Eiweisszufuhr von 30–50 g, was einem Stück Fleisch oder Fisch von etwa 150–200 g entspricht. Das heisst: Einmal pro Tag Fleisch oder Fisch oder Käse deckt unseren Eiweissbedarf vollauf! Er kann übrigens auch über pflanzliche Quellen gedeckt werden, die weniger säurebildend sind.

- Auch Fette, Getreide und Zucker sind Säurebildner, je nach Art in unterschiedlichem Mass.

- **Fleisch, Fisch, Geflügel und Wurstwaren**
sind aufgrund ihres hohen Eiweissgehalts stark säurebildend.

- **Eier:**
Besonders das Eiweiss ist säurebildend. Eigelb ist basenbildend.

- **Milchprodukte**
wirken je nach ihrem Eiweissgehalt leicht säurebildend, was aber durch ihren hohen Mineralstoffgehalt wieder ausgeglichen werden kann. Stark molkehaltige Milchprodukte wie Quark, Joghurt, Hüttenkäse (Molke wird nach ein paar Stunden sauer) werden von stark übersäuerten Menschen nicht sehr gut vertragen.

- **Fette und Öle:**
Besonders gehärtete oder raffinierte Fette und Öle, also alle nicht kalt gepressten pflanzlichen Öle, Margarine, hydrierte Pflanzenfette und tierische Fette wie Schmalz sind säurebildend.

- **Getreide und Getreideprodukte:**
Weissmehl und daraus hergestellte Produkte, z. B. Brot, Teigwaren, Kuchen, Gebäck, sind säurebildend. Vollkornprodukte sind zwar auch säurebildend, enthalten aber grosse Mengen an Mineralstoffen, das heisst, sie führen dem Körper viele Basen zu.

Hirse ist reich an Mineralstoffen, vor allem an Kieselsäure (Silicium). Da diese in der Hirse in Form von Säure vorliegt (Siliciumsäure), reagieren wir auf Hirse wie auf Früchte: Wer nicht übersäuert ist, profitiert von diesem wunderbaren Getreide mehr als diejenigen, die übersäuert sind.

- **Zucker**
ist in allen verschiedenen Arten stark säurebildend. Einzig die naturbelassenen Zuckerarten kann man aufgrund ihres hohen Mineralstoffgehalts zu den eher neutralen Lebensmitteln zählen: Vollrohrzucker, Birnendicksaft, Ahornsirup.

◆ **Kaffee, Schwarztee und Kakao**
sind reich an Purinen und deshalb stark säurebildend.

◆ **Wein**
enthält Fruchtsäure und untersteht deshalb denselben Regeln wie Früchte, das heisst, nicht übersäuerte Personen vertragen ihn gut, übersäuerte werden durch ihn noch mehr übersäuert. Dies gilt besonders für Weisswein.

Basenbildende Nahrungsmittel

Basenbildende Nahrungsmittel sind Lebensmittel, die reich an Basen (basischen Mineralstoffen) sind und wenig bis gar keine Säure enthalten. Sie produzieren auch im Stoffwechsel keine Säuren. Es ist ratsam, sich bei der Ernährung vermehrt an diese basenbildenden Nahrungsmittel zu halten.

Die wichtigsten sind:

◆ **Gemüse, Kartoffeln, Gemüsesäfte:**
Besonders basisch sind Kartoffeln.
Ausnahmen: säurehaltige oder säurebildende Gemüse wie Sauerampfer, Lauch, Spargeln, Tomaten, Artischocken, Rosenkohl, Zwiebeln, Spinat.

◆ **Frische Milch, Milchpulver, Rahm, gut abgetropter Quark (Ricotta)**

◆ **Frische Molke und Molkenpulver**

◆ **Früchte und Fruchtsäfte:**
Besonders Bananen, Birnen, Melonen, Kastanien. Siehe spezielle Erläuterung zu Früchten, Seite 23.

◆ **Soja- und Sojaprodukte**

◆ **Mandeln, Paranüsse**

◆ **Dörrfrüchte (ausser Aprikosen und Pflaumen):**
Die Früchte dürfen aber nicht geschwefelt sein. Äpfel und Birnen werden oft unreif gedörrt und sind dann natürlich eher sauer.

◆ **Mineralwässer**
sind durch ihren hohen Gehalt an Mineralstoffen meistens neutral bis leicht basisch. Dies gilt auch für die kohlensäurehaltigen Wässer (Kohlensäure ist leicht flüchtig und kann ohne weiteres abgeatmet werden). Stark übersäuerte Personen können jedoch auch mit Kohlensäure Probleme haben.

Lebensmittel von sauer bis basisch

Lebensmittel	säurebildend	eher neutral	basenbildend
Gemüse	Lauch, Sauerampfer,		Gemüse allgemein
	Spargeln, Artischocken, Rosenkohl, Zwiebeln, Spinat		
Hülsenfrüchte	Hülsenfrüchte allgemein		Sojabohnen
Getreide	Weissmehl und Weissmehlprodukte (Weissbrot, Zwieback, Kuchen, Teigwaren, Gebäck)	Vollkorngetreide, Weizenkeime	Mais
Fleisch	Fleisch allgemein		
Fisch	Fisch allgemein		
Eier	Eier, Eiweiss		Eigelb
Milchprodukte	Käse allgemein	Butter, Rahm	Kuhmilch, Joghurt, Quark, Molke, Buttermilch, Schafsmilch, Ziegenmilch
Fett	Gehärtete Fette, raffinierte Öle, Margarine, Mayonnaise		Kaltgepresste Pflanzenöle
Nüsse	Nüsse allgemein, besonders Erdnüsse, Haselnüsse		Mandeln, Paranüsse
Früchte	Orangen, Aprikosen, Pflaumen, Rhabarber		Früchte allgemein, besonders Bananen, Birnen, Kastanien
Trockenfrüchte	Aprikosen, Pflaumen		Trockenfrüchte allgemein (nicht geschwefelt!)
Verschiedenes	Alkohol, weisser Zucker, Honig, Süssstoff, Kaffee, Schwarztee, Früchtetee, Hagebuttentee, Colagetränke, Essig	Vollrohrzucker, Birnendicksaft, Ahornsirup	

Wie sieht die ideale Ernährung aus?

Kurz gesagt: Sie sollte vollwertig sein, denn nur so erhält der Körper alle für einen gesunden Stoffwechsel notwendigen Vitalstoffe. Erinnern Sie sich: Bei Vitamin- und Mineralstoffmangel ist die Säureproduktion grösser, oder anders gesagt, der Körper hat weniger basische Mineralstoffe zur Verfügung, um durch die Nahrung aufgenommene oder im Körper produzierte Säuren zu neutralisieren.

Beachtet man die Grundregeln der **Vollwerternährung,** so beachtet man automatisch auch die Regeln für einen gesunden Säure-Basen-Haushalt.

Eine vollwertige Ernährung kann praktisch nur zu Hause gekocht werden. Voraussetzung dafür ist, dass möglichst wenig Fertigprodukte verwendet werden. Wer oft auswärts isst, gerät automatisch mit den Jahren in einen Vitamin- und Mineralstoffmangel, da in den Restaurants vorwiegend sogenannte Convenience-Produkte, das heisst vorgefertigte Lebensmittel verwendet und Speisen oft «regeneriert», das heisst aufgewärmt werden. Diese Zubereitungsart vermindert den Gehalt an Vitalstoffen erheblich. In diesem Fall empfiehlt es sich, täglich ein Multivitamin- und Mineralstoffpräparat einzunehmen (z. B. Cela Burgerstein, Allsan-Multi).

In der Praxis hat sich die **Trennkost** besonders bewährt, da sie auf einer stark basenbetonten Ernährung beruht. Man isst dabei zwei Mal am Tag 300 g Gemüse in Form von Salaten (meist mittags) oder gekochtem Gemüse (eher abends). Gleichzeitig nimmt man nur einmal pro Tag eine Eiweissmahlzeit zu sich (meist mittags) und reduziert so automatisch die hauptsächlichen Säurelieferanten Fleisch, Fisch, Eier und Käse. Ausserdem ist die Trennkost für die meisten Menschen viel leichter verdaulich als eine sogenannt normale Kost, und Verdauungsbeschwerden wie Magenschmerzen, Magenübersäuerung, Blähungen, Müdigkeit nach dem Essen verschwinden von selbst.

Empfehlenswert sind:	Weniger empfehlenswert sind:
Vollkornprodukte Essen Sie möglichst täglich Vollkornbrot und öfter mal Vollreis	Weissbrot, Kuchen, Patisserie Essen Sie diese z.B. nur am Wochenende!
Viel frisches Gemüse, Salat Mittagessen und Abendessen sollten je ca. 300 g Gemüse oder Salate enthalten. Salate eher mittags als abends essen.	Konservengemüse, bereits gewaschene, geschnittene Salate, Salatkonserven
Viel frisches Obst Wenn Sie übersäuert sind, essen Sie eher Bananen, Birnen und Trauben, also keine sauren Früchte.	Konservenobst, saures Obst
Milchprodukte Frischkäse, Quark, Joghurt nature, Butter, möglichst aus dem Reformhaus	alle Fertig-Milchshakes mit Geschmackszusätzen, Hartkäse, Schmelzkäse, gesüsste Joghurts, gesüsste Quarkprodukte, Margarine
Freilandeier (KAG, Neuland)	Eier aus Batteriehaltung
Fleisch aus tier- und umweltgerechter Haltung (KAG, Natura Beef, Porco fidelio; Naturland, Neuland) 2 bis 3 Mal pro Woche	Fleisch aus Massentierhaltung, Wurstwaren
Fisch Möglichst auch Fisch aus einheimischen Seen berücksichtigen!	Fisch aus Zuchtanstalten, wie Lachs, Crevetten
Naturbelassene Fette und Öle wie Butter, kaltgepresstes Olivenöl, Sonnenblumenöl usw.	raffinierte Öle und Fette
Natürliche Süssmittel Honig, Vollrohrzucker, Birnendicksaft, Ahornsirup	raffinierter Zucker
Natürliche Getränke Tees, Mineralwasser Wein und Bier massvoll	Limonaden aller Art wie colahaltige Getränke usw.

Beispiele für basenbetontere Mahlzeiten

Empfehlenswert sind:	Weniger empfehlenswert sind:
Frühstück	
Vollkornbrot	Weissbrot
Butter	gehärtete Margarine
Müesli mit Mandeln und süssen Früchten oder: Quark (Joghurt) mit süssen Früchten und Mandeln	Müesli mit Beeren
süsse Früchte, vor allem Bananen	Orangensaft
Kräutertee	Kaffee
Mittagessen	
Salatteller (Gemüseteller) mit etwas Eiweiss (Fleisch, Fisch, Eier, Käse, Tofu)	gemischtes Menü
öfter ein vegetarisches Menü	konventionelles Menü
Abendessen	
Dicke Suppen, vor allem Kartoffelsuppe, Gemüsesuppe	Wurst, Käse, Brot
Teigwaren, Kartoffeln und Getreide + Gemüse	
Gemüsepürees oder in Olivenöl marinierte Gemüse (Reste vom Mittagessen) + Vollkornbrot oder Kartoffeln	
Schalenkartoffeln (Gschwellti) + Kräuterquark oder Kräuterkäse + Gemüse	
Omeletten mit Gemüse (Typ spanische Tortilla)	

Basensuppe J & M

Für 4 Personen

100 g rohe Kartoffeln
200 g Karotten
100 g Sellerie
100 g frische grüne Bohnen

Alles klein schneiden und in 1–1,5 Liter Wasser 20 Minuten köcheln, bis das Gemüse weich ist. Eventuell mixen. Mit 3 Esslöffeln Sauerrahm und 2 Esslöffeln frischen Kräutern, Salz und Pfeffer abschmecken.

Zwischenmahlzeiten

Dörrfrüchte (ungeschwefelt), Studentenfutter, Bananen, Mandeln, süsse Früchte allgemein, Quark, Joghurt

Geeignete stark basische Zwischenmahlzeiten sind die Basenbrühe nach Mayr und die Kartoffelbouillon.

Basenbrühe nach Mayr

500–700 g gemischtes Gemüse (nach Jahreszeit)
1 Knoblauchzehe
1 Zwiebel
4 Lorbeerblätter, 3 Gewürznelken, Wacholderbeeren
Muskatnuss, Meersalz

Das Gemüse waschen, klein schneiden, mit Wasser aufgiessen und mit allen übrigen Zutaten 20 Minuten mehr ziehen als kochen lassen. Durchsieben und nur die Brühe trinken.

Kartoffelbouillon

500 g Kartoffeln
evtl. wenig anderes Gemüse

Die Kartoffeln gut bürsten, in grobe Stücke schneiden, nach Belieben noch ein paar Gemüsestücke beifügen und in 1 Liter Wasser 30 Minuten leise köcheln lassen. Absieben und eventuell mit wenig Salz würzen. Über den Tag verteilt nur die Brühe trinken.

Die Behandlung über Basenmischungen

Bei einer starken Übersäuerung genügt eine Nahrungsumstellung allein in den seltensten Fällen. Hier helfen die vielen im Handel erhältlichen, sogenannten Basenpulver. Das sind basische Mineralsalze in verschiedenster Zusammenstellung. Der Körper benützt sie als direkte Puffersubstanzen, um die zirkulierenden oder abgelegten Säuren zu neutralisieren und zur Ausscheidung zu bringen.

Die verschiedenen Basenmischungen

Calcium ist der im Organismus am stärksten vertretene basische Mineralstoff. Er macht in einem 70 kg schweren Körper 1000–1100 g aus, gefolgt von Kalium 189 g, Natrium 126 g, Magnesium 30 g, Eisen 3,6–4,5 g.

Mangan ist mengenmässig unbedeutend; der Körper enthält rund 10–20 g Mangan. Dass es dennoch in einigen Basenmischungen enthalten ist, hat zwei Gründe: Erstens handelt es sich um eine Base, und zweitens spielt es als Katalysator eine zentrale Rolle. Zahlreiche Enzymreaktionen, die das Säure-Basen-Gleichgewicht entscheidend beeinflussen, sind von Mangan abhängig.

Citrate sind basische Salze schwacher Säuren.

Die folgende Übersicht erhebt keinen Anspruch auf Vollständigkeit:

Nimbasit (CH):
Natriumcitrat, Kaliumcitrat, Calciumcitrat, Magnesiumcitrat, Mangancitrat, Eisen, Molkepulver, Brennnesselpulver, Fruchtpulver

Erbasit (CH):
Calciumcitrat, Kaliumcitrat, Natriumcitrat, Magnesiumcitrat, Eisencitrat, Mangancitrat, Kieselsäure, Fruchtpulver, Brennnesselpulver, Laktosepulver, Holunderblumenpulver, Lindenblütenpulver, Fenchelpulver, Kamillenpulver, Ringelblumenpulver

Alkala N (CH und D):
Natriumcitrat, Kaliumhydrogencarbonat, Natriumhydrogencarbonat

Alkala T (CH und D):
Natriumhydrogencarbonat = Natrontabletten

BasaVita (CH):
Calziumcitrat, Kaliumcitrat, Kieselerde, Magnesiumcitrat, Eisen-2-Laktat, Mangan-2-Laktat, Molke, Natürliches Orangenaroma

Rebasit (D):
Natriumcitrat, Trikaliumcitrat, Eisen-3-Citrat, Mangan-2-Citrat, Trimagnesiumcitrat, Kieselsäure

Neukönigsförder Mineraltabletten (D):
Kaliumchlorid, Calciumhydrogenphosphat, Magnesiumhydrogenphosphat, Calciumcarbonat, Magnesiumoxid, Eisen-2-Sulfat, Zinkoxid, Mangan, Kobalt, Kupfer

Basica (D):
Calciumcitrat, Kaliumcitrat, Natriumcitrat, Magnesiumcitrat, Spurenelemente, Laktose (Milchzucker)

Allsan-Basen-Mineralsalz mit Spirulina-Algen (CH):
Natriumbicarbonate, Sorbit, Spirulina-Algen, Trinatriumcitrat, Tricalciumphosphat, Maltodextrin, Kaliumbicarbonat, Trimagnesiumdicitrat

Basenmischung nach Sander
(vom Apotheker mischen lassen)
Rp Natrium phosph.

Kalium bicarb.	aa 10,0
Calcium carb.	100,0
Natrium bicarb.	ad 200,0

Einnahmeempfehlung von Basenmischungen

Bei saurem Aufstossen:

Jeweils 1 Messerspitze mit etwas Wasser einnehmen.

Zur Regulierung des Säure-Basen-Haushalts:

Die Einnahmeempfehlungen auf den verschiedenen Packungen der Basenpulver sind sehr unterschiedlich. Die angegebene dreimalige Messung des Säuregrades des Urins ist meiner Meinung nach unnötig und in der Praxis kaum durchführbar.

Folgendes Einnahmeschema hat sich bewährt:

Man sollte das Basenpulver möglichst auf leeren Magen nehmen, da es sonst die Magensäure zu stark neutralisiert und zu Verdauungsstörungen führen kann. Die beste Zeit ist abends vor dem Schlafengehen oder morgens nüchtern. Man beginnt mit 1 gestrichenen Kaffeelöffel Basenpulver, in 200 ml **warmem Wasser** aufgelöst, (oder 2 Tabletten) und trinkt diese Mischung zügig. Anschliessend noch ½ Glas warmes Wasser nachtrinken.

Die effektiv benötigte Menge Basenpulver ermittelt man wie folgt: Messen Sie während einer ganzen Woche den Säuregrad des ersten Morgenurins mit einem pH-Indikatorstäbchen (erhältlich in Apotheken und Drogerien). Liegt der pH-Wert während der ganzen Woche immer zwischen 7,0 und 7,5 (Schwankungen sind normal!), dann ist 1 Kaffeelöffel Basenpulver die richtige Menge für Sie und Sie können mit dem Messen aufhören. Messen Sie während dieser Woche öfter einen niedrigeren pH-Wert, dann müssen Sie die Basenpulvermenge erhöhen und wiederum während einer Woche messen. Weiterfahren, bis Sie die für Sie richtige Menge Basenpulver ermittelt haben, das heisst bis der morgendliche pH-Wert zwischen 6,5 und 7,4 schwankt.

Manchmal ist auch die zusätzliche Einnahme von Natron (Natriumbicarbonat) nötig, bis der Körper anfängt zu reagieren.

Liegt der Säuregrad von Anfang an immer im obersten Bereich der Skala, können zwei Gründe vorliegen: Entweder ist 1 Kaffeelöffel Basenpulver für Sie zu viel und Sie müssen die Menge reduzieren. Oder es liegt eine **Säurestarre** vor, das heisst, der Körper kann die Säuren nicht ausscheiden und der Urin ist deshalb immer basisch. Um eine Säurestarre zu lösen, hat es sich als nützlich erwiesen, während einem Monat zusätzlich 1 Esslöffel Essig in 1 Glas Wasser zu trinken.

Am Anfang sollte man den pH-Wert jeden Morgen messen. Sobald die Werte einigermassen stabil sind, reicht eine Messung alle 4 Wochen.

Heilreaktionen: evtl. Durchfall, Ziehen im ganzen Körper. Bei unangenehmem Aufstossen die benötigte Menge Basenpulver eventuell in 1 Liter Flüssigkeit auflösen und diese Flüssigkeit über den ganzen Tag verteilt trinken!

Dauer der Einnahme: Um eine chronische Übersäuerung oder Mineralstoffunterversorgung zu beseitigen, 1 bis 2 Jahre. Sympathikotone Menschen – die dauernd vermehrt Säuren produzieren – sollten die Basenmischung so regelmässig einnehmen wie sie die Zähne putzen!

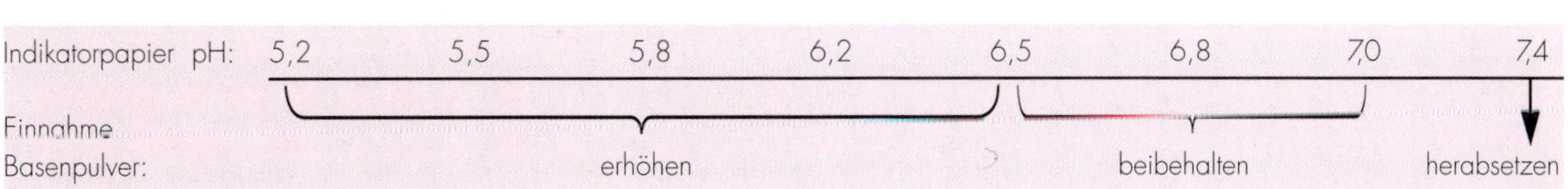

Empfehlung: Da es sich bei der Einnahme eines Basenpulvers immer um eine langfristige Massnahme handelt, die Jahre dauern kann, empfiehlt es sich, ein Basenpulver zu suchen, das einem schmeckt. Viele Basenpulver enthalten so viel Natrium, dass sie sehr salzig schmecken und einem die Einnahme schwer machen.

Achtung bei Allergikern: Viele Basenpulver enthalten Molke oder Laktose. Allergiker sollten ein Basenpulver ohne Molke nehmen oder mit Bioresonanz bzw. dem Muskeltest überprüfen, ob die Menge toleriert wird.

Die Behandlung über äusserliche Anwendungen

Da die Haut einen Säureschutzmantel hat, liegt der Gedanke nahe, diesen Mantel vorübergehend zu puffern, damit der Körper im Fliessgleichgewicht rasch wieder Säuren nachliefern kann, um den Ausgleich zu erreichen. Dazu gibt es viele Möglichkeiten:

Basenbad

Für ein Vollbad werden 100 g Natriumbicarbonat in körperwarmem Wasser aufgelöst. Badedauer: 30 Minuten. Danach sollte man eine Ruhepause von 1 Stunde einhalten. Das Basenbad empfiehlt sich vor allem für Rheumatiker, aber auch bei beginnenden Infektionskrankheiten oder allgemeinen Schwächezuständen. Es gibt auch mineralstoffreiche Bademischungen, z. B. «Basisches Badesalz» von Orgon.

Thermalbäder

Schon seit dem Altertum sind die heilsamen Wirkungen von Thermalbädern bekannt. Bei Rheumapatienten wirken natronhaltige Thermalwässer besonders intensiv entsäuernd.

Auslaugebad nach Rauch

Es zielt darauf ab, den Körper über die ganze Haut intensiv zu entsäuern und bei regelmässiger Anwendung die Entgiftungsfunktion der Haut zu trainieren.

Am besten wird abends ein Vollbad genommen. Temperatur: angenehm um 37 Grad. Nach 10 Minuten wird der ganze Körper mit viel Seife und einer Bürste gründlich bearbeitet, dann legt man sich bis zum Hals wieder ins Wasser und bleibt nochmals 20–40 Minuten liegen. Heisses Wasser nachfliessen lassen, wenn es zu kühl wird. Am Schluss wird der ganze Körper nochmals stark eingeseift und gebürstet. Zum Schluss gründlich abduschen, abtrocknen und Bettruhe halten. Durch das Baden sehen Finger und Zehen ausgelaugt und zerfurcht aus. Auch die Schmutzschicht, die sich am Badewannenrand bildet, ist ein Ergebnis der Auslaugung. Dieses Bad kann nach ärztlicher Verordnung im Extremfall täglich genommen werden, ansonsten 1 bis 3 Mal pro Woche. Es ist besonders bei Rheuma und bei anderen schweren chronischen Erkrankungen zu empfehlen. Dabei wird die Haut als «dritte Niere» zur Entgiftung herangezogen.

Tägliches Duschbad

Auch das tägliche Duschbad trägt zur Entgiftung bei, da Säure abgewaschen und die Durchblutung der Haut angeregt wird. Spezielle Therapie: «Dauerbrause».

Sauna

Beim Saunabaden geht es nicht darum, das Gewicht zu vermindern, es ist vielmehr eine effiziente Entschlackungstherapie, Gefässtraining und Immuntraining. Sehr empfehlenswert ist die Zufuhr von Basenpulver vor und nach der Sauna.

Die Behandlung über Kräuter

- Kräutertees zur Anregung der Nierentätigkeit, z. B. Nieren-Blasen-Tees von Heidak.
- Kräutertees, -tropfen oder -tabletten zur Förderung der Säureausscheidung, z. B. Tee aus den Blättern der schwarzen Johannisbeere, aus Kirschenstielen, Lindenrinde, dem Kleinen Habichtskraut, Bärentraube, Quecke, Esche.
- Schweisstreibende Tees als Aufgüsse von Holunderblüten, Lindenblüten oder eine Teemischung aus Lindenblüten, Holunderblüten, Borretsch, Melisse, Veilchen.
- Wacholderbeerenkur von 22 Tagen: Man kaut getrocknete Wacholderbeeren wie Bonbons: 1. Tag: 5 Beeren, 2. Tag: 6 Beeren usw., steigern bis zum 11. Tag: 15 Beeren. Anschliessend an den folgenden Tagen wiederum jeden Tag eine Beere weniger bis zum 22. Tag. Wacholder besitzt eine stark harntreibende und reinigende Wirkung. Er reizt die Nieren und darf bei entzündlichen Nierenerkrankungen nicht eingenommen werden.

Die Behandlung über Entschlackungskuren zur Entsäuerung

(zusätzlich zu Basenpulver)

Milde Entsäuerung durch Kartoffeltage

1 x pro Woche einen **Kartoffeltag** einschieben:

- **Frühstück:** 1 Banane oder süsses Kompott
- **Mittagessen:** 400 g Kartoffeln + wenig gekochtes Gemüse mit Kräutersalz und wenig Olivenöl oder Butter
- **Abendessen:** Kartoffelpüree mit etwas Butter
- Über den Tag verteilt: ca. 2 Liter Mineralwasser oder Tee trinken, z. B. Grüner Hafertee, ganz stark verdünnte Nieren-Blasen-Tees

Früchtetage

So gesund Früchte sind, so wenig ist es ratsam, bei einem übersäuerten Organismus nur Früchte zu essen. Erst wenn die Übersäuerung einigermassen überwunden ist, können Früchtetage eingeschoben werden.

Gemüsesafttage

Im Gegensatz zu Früchtetagen sind Gemüsesafttage immer ratsam. Es lohnt sich, dazu eine Gemüsesaftpresse zu kaufen. Es gibt schon sehr günstige Modelle zwischen Fr./DM 100.– und 200.–.

Gemüsesäfte wenn möglich auf der Basis von ½ Karotten und ½ verschiedenen anderen Gemüsen (z. B. Kartoffeln, Kohlrabi, Zucchini) zubereiten.

Gemüsesäfte können eine ganze Mahlzeit ersetzen (200 ml Gemüsesaft + 1 grosses Glas Wasser) oder als regelmässiger Aperitif vor dem Essen (nicht mehr als 100 ml) getrunken werden. Im letzteren Fall erübrigt sich vielleicht die Einnahme von Basenpulver schon bald!

Gemüse- und Fruchtsäfte können auch fertig im Reformhaus gekauft werden. Diese enthalten oft Milchsäure, die für den Aufbau einer gesunden Darmflora von grossem Nutzen ist.

Intensive Entschlackungswoche für 8 Tage nach Sulzberger

Hier wird über die Ernährung und Darmreinigung eine intensive Entschlackung erreicht. Am besten fängt man an einem ruhigen Wochenende an, an dem man am Samstagmorgen das Haus nicht verlassen muss.

Man benötigt: Glaubersalz, Basenpulver, Basisches Badesalz, Multivitamintabletten (z. B. Cela Burgerstein, allsan Multi, Bi-organic-Multi), ein mildes Leber-Galle-Mittel (wie z. B. Hepatodoron von Weleda oder Mariendistelkapseln).

Freitagabend:

◆ 2 gehäufte Kaffeelöffel Glaubersalz in ein grosses Glas geben und zur Hälfte mit warmem Wasser auffüllen.

Samstag:

◆ Morgens früh das Glas mit Glaubersalz ganz mit warmem Wasser auffüllen und alles auf einmal trinken. Den ganzen Tag über 1 Liter schwachen Kräutertee und etwa 1 Liter Mineralwasser, nach Wunsch mit 1 Zitronenschnitz, trinken.

◆ **Frühstück:** Fruchtteller, z. B. ½ Banane, ½ süsser Apfel, 1 getrocknete Feige, 2 Esslöffel Heidelbeeren, 3 Mandeln
1 Multivitamintablette einnehmen.

◆ **Mittagessen:** 2 Kartoffeln, längs geviertelt, zusammen mit ca. 300 g verschiedenem Gemüse, grob geschnitten, über Dampf weich garen. Mit Kräutersalz leicht würzen. Wenig Bouillon erhitzen, vom Feuer nehmen und 1 Kaffeelöffel kalt gepresstes Olivenöl beifügen. Über das Gemüse geben.

◆ **Abendessen:** Aus Gemüse und Kartoffeln eine dicke Minestrone kochen. Abschmecken mit 1 Kaffeelöffel Tomatenpüree und 1 Kaffeelöffel Pesto. Oder das gleiche Menü wie mittags.

◆ **Vor dem Schlafengehen:** 30 Minuten ein Vollbad mit 2 Esslöffel basischem Badesalzkonzentrat oder 100 g Natriumbikarbonat nehmen (nicht für Herzkranke oder bei starken Krampfadern).
2 Kaffeelöffel Glaubersalz ansetzen wie am Freitagabend.
4 Tabletten Hepatodoron mit wenig Wasser schlucken.

Sonntag:

◆ Das Glaubersalz einnehmen und trinken wie am Samstag.

◆ **Frühstück:** Fruchtteller wie am Samstag. Multivitamintablette nehmen.

◆ **Mittagessen:** 180 g Vollreis in 300 ml Wasser 15 Minuten im Dampfkochtopf weich kochen. Separat 300 g verschiedenes Gemüse, klein geschnitten, in ca. 100 ml Gemüsebouillon knapp weich kochen. Wenig mehr als die Hälfte des gekochten Reises dazugeben und nochmals 5 Minuten mitköcheln lassen. Falls nötig, noch etwas Bouillon beifügen. Würzen und 1 Kaffeelöffel kalt gepresstes Olivenöl und klein geschnittene Kräuter beifügen.

◆ **Abendessen:** Gemüse-Reis-Suppe: 200 g Gemüse in 300 ml Gemüsebouillon weich kochen. Den Rest des gekochten Reises vom Mittagessen beifügen und kurz mitkochen. Oder Menü wie mittags.

◆ **Vor dem Schlafengehen:** 4 Hepatodoron mit 200 ml Wasser nehmen.

◆ Allgemein: Bei Hungergefühl nur Früchte essen.

Montag bis Freitag:

◆ Kein Glaubersalz mehr nehmen, dafür am Morgen beim Aufstehen 200–300 ml lauwarmes Wasser trinken.

◆ **Frühstück:** Früchteteller + Multivitamintablette

◆ **Mittagessen und Abendessen:** Ohne Fleisch und ohne Fisch, möglichst viel Kartoffeln oder Reis mit Gemüse. Als Eiweiss höchstens ca. 1 gehäufter Esslöffel Quark oder Frischkäse oder Frischkäsemischung.

◆ **Getränke:** Tee und Mineralwasser

◆ **Abends vor dem Schlafen:** wenn möglich 1 Tasse Lebertee trinken.

◆ 4 Hepatodoron mit 200 ml Wasser einnehmen.

◆ 2 Mal pro Woche ein Vollbad mit Basenpulver oder Natriumbikarbonat

Samstag und Sonntag: wie Kuranfang

Die Behandlung der Übersäuerung im Speziellen

Sodbrennen

Die Behandlung erfolgt wie bei der Übersäuerung allgemein mit Basenpulver. Man kann zum Beispiel mehrmals täglich messerspitzchenweise Basenpulver in wenig Wasser auflösen und einnehmen.

Zusätzlich ist Folgendes zu beachten:

◆ Folgende Nahrungsmittel sind zu meiden, da sie den Ösophagusschliessmuskel entspannen können, so dass er sich öffnet und die Magensäure in den Ösophagus zurückströmen kann: Schokolade, Pfefferminze, fettige Nahrungsmittel, Alkohol und evtl. Zwiebeln. Lebensmittel, die Aufstossen hervorrufen, können zum Teil auch Sodbrennen auslösen.

◆ Ebenso zu meiden sind natürlich jene Nahrungsmittel, deren Säuregehalt die Magensäfte noch saurer macht, z. B. Kaffee, Cola, Bier und Orangensaft und evtl. auch Milch.

◆ Lebensmittel, die selbst sehr sauer sind, wie Zitrusfrüchte, Kaffee, evtl. Tomaten, und auch scharf gewürzte Speisen können einen bereits geschädigten Ösophagus direkt angreifen und Reizungen und Brennen hervorrufen.

◆ Ein zu rasches und reichhaltiges Essen kann den Magen überladen und überfüllen und auf diese Weise auf den geschwächten Muskel des Magens Druck ausüben, so dass er sich öffnet.

◆ Es ist auch ratsam, das Abendessen möglichst früh einzunehmen, damit der Magen möglichst schon leer ist, wenn man zu Bett geht. Denken Sie daran: Es dauert 2 bis 4 Stunden (je fetter das Essen, desto länger die Verweildauer im Magen), bis der Magen geleert ist. Sollten Sie doch einmal spät essen müssen, ist es ratsam, danach den Oberkörper hochzulagern, damit die Nahrung möglichst im untersten Teil des Magens verbleibt.

◆ Es ist auch besser, auf der linken als auf der rechten Seite zu liegen, weil die Speiseröhre von der rechten Seite her in den Magen eintritt. Beim Liegen auf der rechten Seite befindet sich die Speiseröhre unter der Öffnung des Magens, so dass die Säure leichter nach unten und in die Speiseröhre abfliesst. Wie Studien klar zeigen, erleiden Menschen, die auf der linken Seite schlafen, weniger Anfälle von Sodbrennen.

◆ Vor dem Schlafengehen sollte kein Alkohol getrunken werden. Alkohol kann oft sogar bei Menschen ohne chronisches Sodbrennen einen Reflux auslösen.

Gicht

Bei der Behandlung von Gicht gilt es nicht nur, purinhaltige Lebensmittel wegzulassen oder zu reduzieren. In erster Linie geht es darum:

◆ den Stoffwechsel durch eine **vollwertige** Ernährung zu aktivieren.

◆ Es ist wichtig, durch die Wahl der Lebensmittel die Harnsäurebildung möglichst niedrig zu halten, das heisst möglichst **purinarme** Lebensmittel zu konsumieren. Das bedeutet, dass die Fleischportionen klein sein sollten (möglichst nur jeden zweiten Tag Fleisch oder Fisch essen) und Innereien ganz wegzulassen sind. Aber auch Wild, Hering, Sardinen, Makrelen, Muscheln enthalten viel Purin. Ebenfalls stark purinhaltig sind Hülsenfrüchte.

- Möglichst wenig Alkohol trinken, da dieser die Harnsäureausscheidung hemmt.

- Viel Flüssigkeit trinken – dies regt die Nierentätigkeit an.

- Bewegung, die generell den Stoffwechsel anregt, vermindert die Ablagerung von Harnsäure in den Gelenken.

Gichtkranke sollten folgende Lebensmittel strikte meiden: Innereien, Wild, Sardellen, Hering, Sardinen, Makrelen, Muscheln.

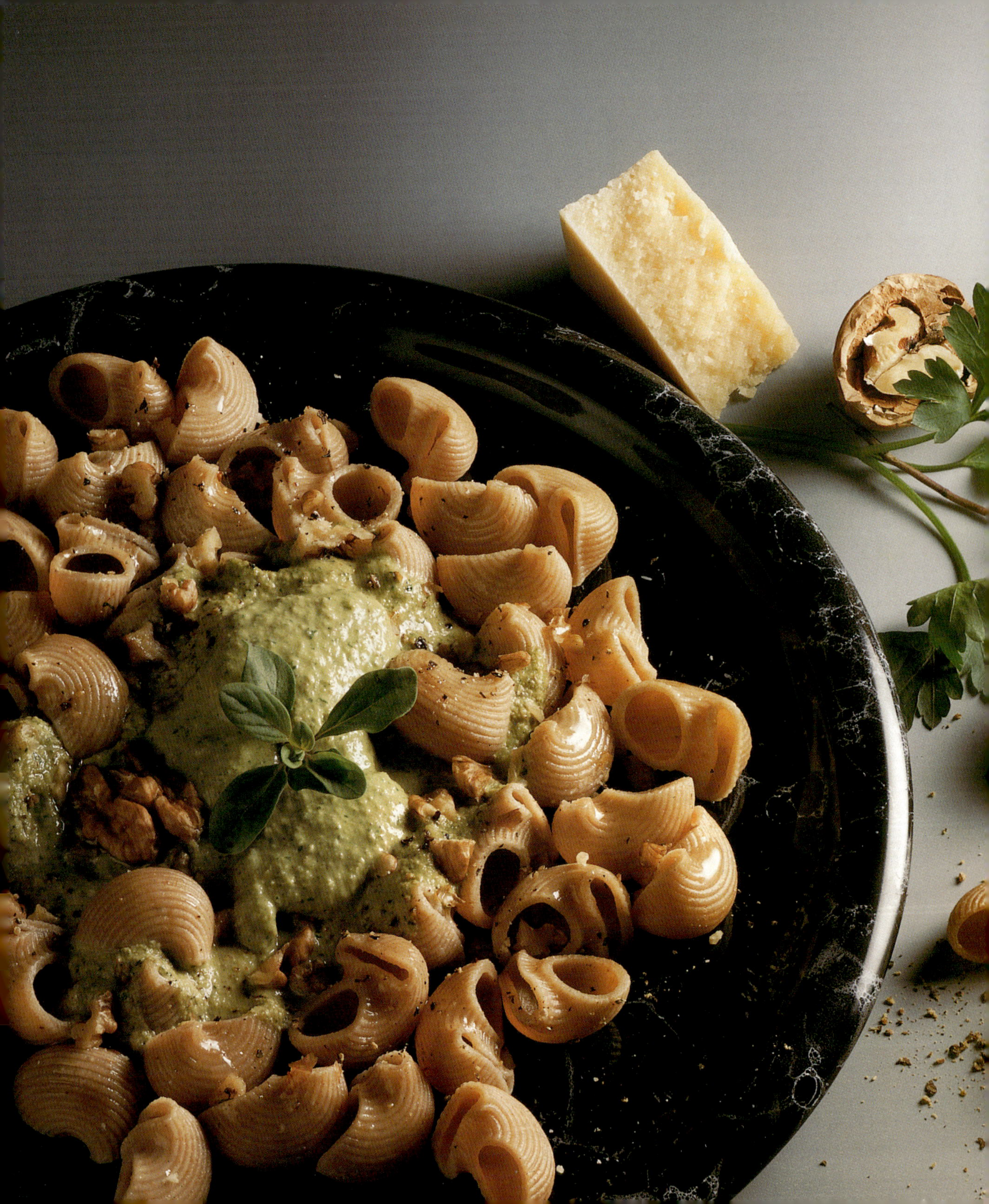

Rezepte

Die folgenden Rezepte sind durch die Zusammensetzung der Zutaten in Bezug auf das Säure-Basen-Gleichgewicht mehr oder weniger ausgeglichen oder eher basisch. Wo dies nicht der Fall ist, ist vermerkt, was zum betreffenden Gericht gegessen werden muss, um das Säure-Basen-Gleichgewicht zu erreichen.

In der Praxis bewährt sich als einfachste Massnahme, zu jeder Mittags- und Abendmahlzeit Gemüse oder Salat zu servieren, dann ist das Säure-Basen-Gleichgewicht automatisch gesichert!

Alle Rezepte sind für 4 Personen berechnet.

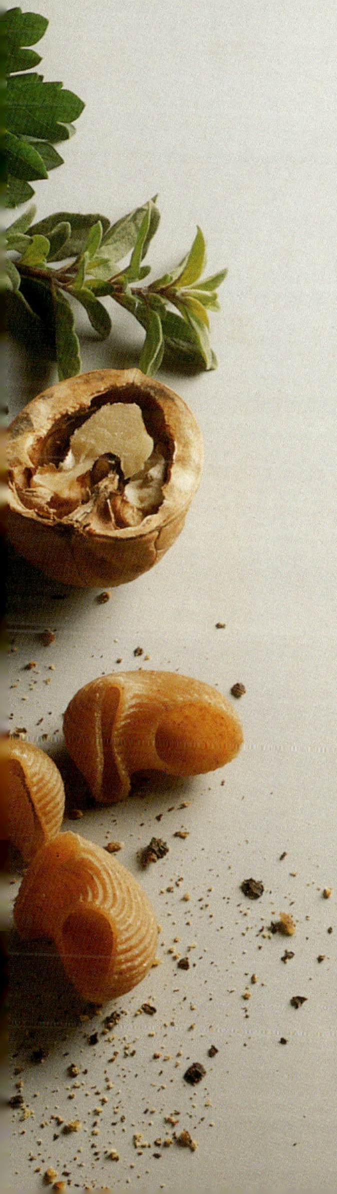

Vollkornteigwaren mit Majoran-Nuss-Sauce, Rezept Seite 66.

Fenchel-Orangen-Salat

Etwas Blattsalat
2 Orangen, geschält und in Scheiben geschnitten
4 Fenchelknollen, längs halbiert und in Streifchen geschnitten
1 EL Zitronensaft
4 EL nordische Sauermilch und
1 TL Sonnenblumenöl
4 EL Orangensaft
1 Bund Petersilie, fein gehackt
Kräutersalz, evtl. Pfeffer

◆ Die Teller mit einigen Salatblättern und den Orangenscheiben auslegen.

◆ Die Fenchelstreifchen mit allen übrigen Zutaten vermischen und darauf anrichten.

Tip: Statt mit Orangen schmeckt dieser Salat auch wunderbar mit Birnen, Äpfeln oder Grapefruits.

Exotischer Karottensalat

4 grosse Karotten, gebürstet, auf der Röstiraffel geraspelt
2 grosse Kohlrabi, geschält, auf der Röstiraffel geraspelt
2 EL Kokosflocken
etwas Olivenöl

Sauce:
2 EL Weissweinessig
2 EL Sojasauce
2 EL Olivenöl extra vergine
3 EL Petersilie, fein gehackt
Salz, Pfeffer
etwas frischer Ingwer, gerieben

◆ Alle Saucenzutaten miteinander verrühren.

◆ Das geraspelte Gemüse mit der Sauce vermischen.

◆ Die Kokosflocken in wenig Öl rösten und über den Salat streuen.

Kiwi-Käse-Salat

2 Kiwis, geschält, in Scheiben geschnitten
2 kleine Zucchini, in Stäbchen geschnitten
8 Radieschen, geviertelt
2 feste Birnen, in Stäbchen geschnitten
100 g Käse (z.B. Greyerzer oder ein anderer pikanter Käse)
Kräutersalz, viel schwarzer Pfeffer
viel Petersilie, fein gehackt

◆ Alle Salatzutaten gut miteinander vermischen.
◆ Mit Kräutersalz und Pfeffer würzen und etwas ziehen lassen.

Tip: Die Zutaten zu diesem Salat sind so würzig, dass man ihn ohne weiteres ohne Salatsauce essen kann. Zusammen mit Vollkornbrötchen, frisch aus dem Ofen, ist er ein herrliches Nachtessen.

Teigwarensalat

200 g gekochte Vollkornteigwaren (gut geeignet sind kurze Hohlnudeln wie Makkaroni oder Hörnli)
4 EL Mayonnaise oder nordische Sauermilch
2 EL Apfelessig (bei Sauermilch nur 1 EL)

200 g Camembert (weisse Rinde entfernt), grob gewürfelt
200 g Rauchlachs, in Streifen geschnitten
1 Zwiebel, fein gehackt
1 Bund Schnittlauch, fein geschnitten
Salz, Pfeffer
reichlich Blattsalat

◆ Die Teigwaren mit der Mayonnaise und dem Essig gut vermischen und etwas ziehen lassen.
◆ Die restlichen Zutaten darunter mischen und gut mit Salz und Pfeffer abschmecken.
◆ Die Teller mit Salatblättern auslegen und den Teigwarensalat darauf anrichten.

Auberginensalat mit Feta

2 mittelgrosse Auberginen

Sauce:
3 EL Balsamico- oder Rotweinessig
3 EL Olivenöl extra vergine
1 Knoblauchzehe, durchgepresst
Salz, schwarzer Pfeffer

1 Bund Basilikum
300 g Feta, gewürfelt
grüne Salatblätter oder Tomatenscheiben

◆ Die Auberginen waschen. Nicht schälen! In würfelzuckergrosse Stücke schneiden und etwa 4 Minuten über Dampf weich garen. Auf Haushaltpapier abtropfen lassen.

◆ Die Salatsauce zubereiten, mit mässig Salz und Pfeffer abschmecken und unter die Auberginenwürfel ziehen.

◆ Vom Basilikum vier schöne Blätter als Garnitur zur Seite legen, die übrigen fein schneiden und unter den Salat mischen.

◆ Die Fetawürfel über die Auberginen geben und mit den Basilikumblättern garnieren. Nach Belieben mit Tomatenscheiben oder Salatblättern umlegen.

Tip: Dieser Salat ist zusammen mit einem knusprigen Vollkornbrot eine ganze Mahlzeit. Gut passen dazu auch Schalenkartoffeln (Gschwellti) oder Kartoffeln, die längs geviertelt und über Dampf weich gekocht wurden.

Oder, wenn es eilt, einen Couscousgriess zubereiten. Dazu den Griess 3 Minuten in Wasser einweichen, das Wasser abgiessen und den Griess 5 Minuten über Dampf fertig garen; mit Salz und Pfeffer abschmecken und fein gehackte Petersilie sowie eventuell ein paar fein gehackte Pfefferminzblättchen darunter ziehen (es können auch fein gehackte Pfefferminzblättchen aus dem Teebeutel sein). Am Schluss etwas kalt gepresstes Olivenöl oder frische Butter darunter rühren.

Bagna Cauda

Italienisches Gemüsefondue

Verschiedene Gemüse und Salate,
in möglichst lange, dicke Stäbchen
geschnitten
4 EL Olivenöl extra vergine
50 g Butter
4 grosse Knoblauchzehen, gehackt
6–8 Sardellenfilets aus der Dose,
gewaschen und grob gehackt
3 EL Doppelrahm

- Das Gemüse und die Salate vorbereiten und auf einer Platte auslegen.
- In einem kleinen Pfännchen das Olivenöl und die Butter leicht erhitzen, den Knoblauch dazugeben und auf ganz kleinem Feuer etwa 5 Minuten dünsten.
- Die gehackten Sardellenfilets hinzufügen und auf ganz kleinem Feuer etwa 5 Minuten weiterköcheln lassen. Immer wieder umrühren.
- Den Doppelrahm beigeben und mit dem Schwingbesen gut verrühren.
- Die Sauce über kleinster Flamme auf dem Rechaud warm halten und die Gemüse- und Salatstäbchen hineintunken.

Tip: Diese Vorspeise ist zusammen mit einem knusprigen Vollkornbrot und etwas Fleisch, Fisch oder Käse (oder gebackenem Tofu) ein gesundes und schnell zubereitetes gemütliches Abendessen.

Vegetarier können die Sardellenfilets durch eingeweichte getrocknete Steinpilze und etwas Vitaminhefepaste ersetzen.

Asiatischer Kohlsalat

300 g Weisskohl (Kabis), fein gehobelt
2 Karotten, fein geraspelt
½ rote Peperoni (Paprika), in dünne
Streifen geschnitten
½ gelbe Peperoni (Paprika), in dünne
Streifen geschnitten
2 TL frischer Koriander (ersatzweise
Petersilie), fein gehackt
Salz, Pfeffer

Sauce:
2 EL Limonensaft
1 EL Sojasauce
½ TL geriebener frischer Ingwer
2 Knoblauchzehen, fein gehackt
1 EL dunkles Sesamöl

2 EL gehackte Cashewkerne, geröstet
1 EL Sesam, geröstet

- Alle Salatzutaten mischen.
- Alle Zutaten zur Sauce verrühren und mit dem Salat vermengen.
- Anrichten und mit den gerösteten Nüssen und dem Sesam bestreuen.

Kalte Avocadomousse mit Salat

2 Orangen, ungespritzt
2 sehr reife Avocados
wenig Zitronensaft
100 g Magerquark
Salz, Pfeffer, Worcestershiresauce
100 ml Rahm, steif geschlagen
Salat nach Belieben
1 Hand voll Kürbiskerne oder etwas
Paprikapulver

◆ Für die Garnitur von einer Orange die Schale hauchdünn abschneiden und in feinste Streifchen schneiden. Kurz blanchieren und abtropfen lassen.

◆ Die Orangen gründlich schälen und mit einem scharfen Messer die Filets auslösen. Die Häutchen gut auspressen und den Saft bereithalten.

◆ Die Avocados halbieren, das Fruchtfleisch sorgfältig aus der Schale lösen und zusammen mit etwas Zitronensaft im Mixer pürieren. Mit dem Quark und dem Orangensaft vermischen und mit Salz, Pfeffer und Worcestershiresauce abschmecken. Den steif geschlagenen Rahm unterziehen.

◆ Die Mousse in die Avocadoschalen füllen und diese zusammen mit einem Salat nach Belieben auf Tellern anrichten. Mit den Orangenfilets ausgarnieren und mit Kürbiskernen und den Orangenschalenstreifchen oder nur mit etwas Paprikapulver bestreuen.

Tip: Wenn die Avocados sehr gross sind, wäre eine gefüllte Avocadohälfte als Vorspeise zu viel. In diesem Fall in die leeren Avocadoschalen zuerst fein geschnittene Salatstreifchen füllen und die Mousse dann darauf geben.

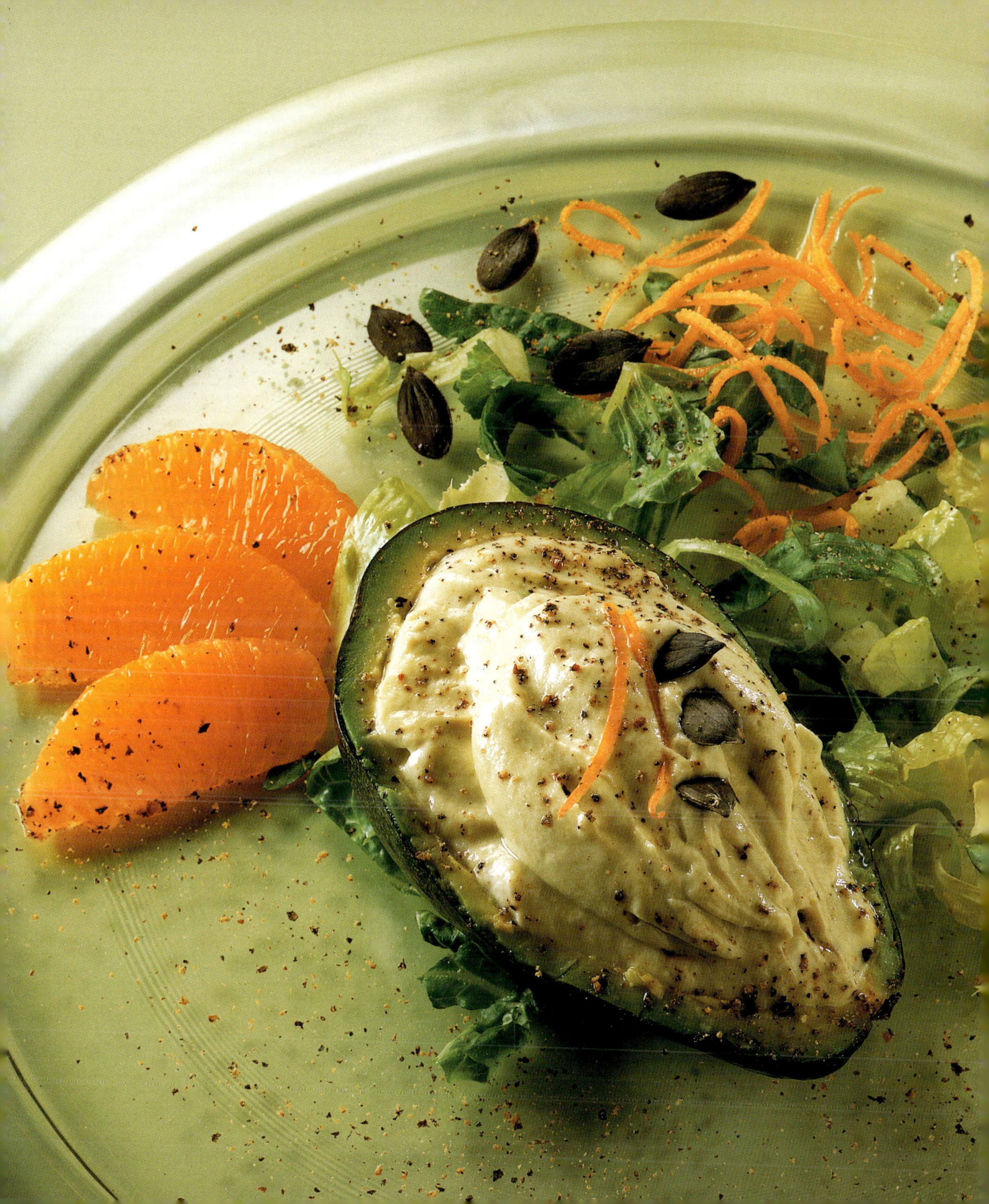

Suppen

Kräutercremesüppchen

3 EL Weizenmehl, frisch gemahlen
2 EL Maiskeimöl
1 Zwiebel, fein gehackt
¾ l Wasser
2 EL Gemüsebouillonpulver instant, fettfrei
2 Eigelb
100 ml Rahm
½ TL Akazienhonig
1 Bund Kräuter (z.B. Schnittlauch, Petersilie, Kerbel, Sauerampfer), gehackt, oder evtl. wenig Chinakohl, in ganz feine Streifchen geschnitten
Salz, Pfeffer

◆ Das Weizenmehl in einer heissen Bratpfanne kurz trocken rösten (dextrinieren).
◆ In einem hohen Suppentopf das Öl erhitzen. Die Zwiebel darin andünsten, das geröstete Mehl zufügen und sofort mit dem Wasser ablöschen. Das Gemüsebouillonpulver beifügen und 3 Minuten leise köcheln lassen.
◆ Die Eigelbe mit dem Rahm und dem Akazienhonig verquirlen und in die Suppe einrühren, nicht mehr kochen lassen.
◆ Die Kräuter beifügen und mit Salz und Pfeffer abschmecken.

Variante: Einen Teil der Kräuter vorher zugeben und mitmixen, den Rest über die fertig angerichtete Suppe streuen.

Karottencremesuppe mit Whisky

300 g Karotten, gebürstet, gewürfelt
1 grosse Zwiebel, grob gehackt
2 EL Maiskeimöl
1 Kartoffel, geschält, gewürfelt
200 ml Rahm
1 Knoblauchzehe, durchgepresst
Salz, Pfeffer, Paprika
1 guter Schuss Whisky

◆ Die Karottenwürfel und die Zwiebel im Öl sanft dünsten. Mit 800 ml Wasser ablöschen, die Kartoffelwürfel beigeben und zugedeckt köcheln lassen, bis das Gemüse sehr weich ist.
◆ Alles mit dem Mixstab pürieren, den Rahm und den Knoblauch dazugeben und mit Salz, Pfeffer und Paprika abschmecken. Ganz zum Schluss den Whisky darunter rühren.

Tip: Der Whisky gibt dieser sonst leicht süsslichen Karottensuppe den richtigen Pfiff. Man kann ihn auch durch Cognac ersetzen.

Broccoli-Kartoffel-Suppe mit Parmesan-Croûtons

300 g Kartoffeln
2 Knoblauchzehen, gehackt
500 g Broccoli, klein geschnitten
2 Tassen kleine Brotwürfel
100 g Parmesan, gerieben
1 TL Olivenöl
Salz, Pfeffer

◆ Die Kartoffeln mit dem Knoblauch in 1 Liter Wasser weich kochen. Im Mixer oder mit dem Mixstab ganz fein pürieren.

◆ Den Broccoli dazugeben und weich kochen.

◆ Die Suppe mit der Hälfte des Parmesans sowie Salz und Pfeffer abschmecken. Das Olivenöl darunter rühren.

◆ Die Brotwürfel auf ein Backblech geben und im Backofen leicht toasten. Dann die Brotwürfel ganz nah zusammenschieben, mit dem restlichen Parmesan bestreuen und auf Grillstufe etwa 1 Minute überbacken. Separat zur Suppe servieren.

Fisch-Curry-Suppe

1 EL Butter oder Maiskeimöl
1 Apfel, ungeschält in Scheiben geschnitten
1 Zwiebel, halbiert, in Streifen geschnitten
1–2 EL Currypulver
400 ml Fischfond oder Gemüsebouillon
200 ml Weisswein
2 EL Kokosnusspaste (Kokosmark) oder
1 kleine Büchse Kokosmilch
4 kleine Kartoffeln, über Dampf gar gekocht
400 g Fischfilets, in dicke Streifen geschnitten
½ Bund Petersilie, grob gehackt

◆ Butter oder Öl erhitzen und die Apfelscheiben und Zwiebel darin andünsten. Das Currypulver darüber streuen und ebenfalls kurz mitdünsten. Mit Fischfond oder Gemüsebouillon und Weisswein ablöschen und 10 Minuten köcheln lassen.

◆ Die Kokosnusspaste beigeben, gut verrühren und die Suppe mit Salz abschmecken. Die Suppe mit dem Mixer pürieren oder durch ein Sieb streichen. Wer es etwas rustikal liebt, kann auf das Pürieren verzichten.

◆ Die Suppe aufkochen, die gegarten Kartoffeln hineingeben und nochmals etwa 5 Minuten köcheln lassen.

◆ Die Fischfilets beigeben und auf kleinstem Feuer 2 Minuten ziehen lassen.

◆ In Suppentassen füllen und mit Petersilie bestreut servieren.

Kohlrabisuppe mit gebratenen Pilzen

650 g Kohlrabi, in Scheiben geschnitten
200 ml Weisswein
150 ml Rahm
¼ l Wasser
½ Knoblauchzehe, gepresst
2 Msp. Cayennepfeffer
ein paar Tropfen Zitronensaft
1 Prise Salz
weisser Pfeffer
40 g kleine Austernpilze, geputzt
1 TL Maiskeimöl
etwas Schnittlauch, in 3 cm lange Stücke geschnitten

◆ Die Kohlrabi mit 50 ml Wasser und dem Weisswein zugedeckt bei kleiner Hitze (eventuell auch im Dampfkochtopf) sehr weich dünsten.

◆ Die Kohlrabi mit dem Rahm gut durchmixen und wieder zurück in den Topf geben. Mit dem Wasser verdünnen und aufkochen. Falls die Suppe zu dick sein sollte, nochmals etwas Wasser beifügen. Mit Knoblauch, Cayennepfeffer, Zitronensaft, Salz und weissem Pfeffer abschmecken.

◆ Die Pilze im heissen Öl auf beiden Seiten kurz braun braten. Leicht salzen.

◆ Die Suppe in vorgewärmte Suppentässchen verteilen, die Pilze darauf legen und mit dem Schnittlauch garnieren.

Gurkensuppe mit Rauchlachs

2 Salatgurken, geschält, entkernt, klein gewürfelt
1 EL Butter
1 l Gemüsebouillon
1 TL Currypulver
viel weisser Pfeffer
100 g Rauchlachs, in feine Streifen geschnitten
½ Bund Dill, gehackt

◆ In einem grossen Suppentopf die Gurkenwürfelchen in der Butter leicht anziehen lassen. Mit der Bouillon ablöschen und 6 Minuten auf kleinstem Feuer ziehen lassen.

◆ 6 Esslöffel Gurkenwürfelchen aus der Suppe nehmen und beiseite stellen. Den Rest der Suppe mit dem Mixstab pürieren.

◆ Mit Curry und weissem Pfeffer abschmecken. Zuletzt die Gurkenwürfelchen wieder in die Suppe geben.

◆ Die Suppe anrichten, mit Rauchlachsstreifen und Dill garnieren.

Karottenküchlein mit Tzatziki

2 Eier
3 EL Milch
3 EL Vollkornmehl
250 g Karotten, gut gebürstet, ungeschält
500 g Kartoffeln, gut gebürstet, ungeschält
etwas gehackte Kräuter (z. B. Petersilie und ein paar Thymianblättchen)
Salz, Pfeffer
Öl-Butter-Mischung zum Ausbacken

Tzatziki:
½ Salatgurke, gut gewaschen, ungeschält
1 Becher nordische Sauermilch
1 Knoblauchzehe, durchgepresst

◆ Die Eier mit der Milch verquirlen. Das Vollkornmehl darüber streuen und die Karotten und Kartoffeln durch die Röstiraffel direkt in die Eiermilch reiben. Die Kräuter darunter mischen und alles mit Salz und Pfeffer abschmecken.

◆ In einer Bratpfanne etwas Öl und Butter erwärmen und aus der Masse kleine, flache Karottenküchlein ausbacken.

◆ Für das Tzatziki die Salatgurke sehr klein würfeln oder raspeln und mit der nordischen Sauermilch und dem Knoblauch mischen. Falls nötig, leicht salzen.

Lauch-Kartoffel-Küchlein

500 g Kartoffeln, roh, gut gebürstet
200 g Lauch, ohne Grün, in 2 mm dünne Streifchen geschnitten
2 Eier
30 g Vollkornmehl
1 Bund Schnittlauch, fein geschnitten
Salz, Pfeffer, Muskatnuss
Butter-Öl-Mischung zum Ausbacken

◆ Die Kartoffeln schälen und die Hälfte davon auf der Bircherraffel fein reiben, die andere Hälfte auf der Röstiraffel grob raspeln.

◆ Sofort mit dem Lauch, den Eiern, dem Mehl und dem Schnittlauch vermischen. Mit Salz, Pfeffer und Muskatnuss abschmecken.

◆ In einer Bratpfanne etwas Butter und Öl erhitzen und 4 bis 5 Häufchen von der Kartoffelmasse hineingeben. Mit zwei Löffeln formen und flach drücken. Auf jeder Seite etwa 5 Minuten backen. Achtung: Auf kleinem Feuer ausbacken, damit der Lauch nicht anbrennt und schwarz wird.

Zusammen mit einem Salat ist das Säure-Basen-Gleichgewicht wieder bestens hergestellt.

Blitz-Raclette

8 gekochte Schalenkartoffeln (Gschwellti), in Scheiben geschnitten
2 EL Butter oder Maiskeimöl
4 Scheiben Raclettekäse, etwa ½ cm dick geschnitten
Salz
Pfeffer aus der Mühle oder Paprika

◆ Die Kartoffelscheiben in der Butter oder im Öl leicht anbraten. Salzen.
◆ Den Raclettekäse auf die Kartoffeln legen. Die Pfanne zudecken und alles etwa 4 Minuten weiterbraten, bis der Käse geschmolzen ist.
◆ Auf Teller anrichten und kräftig mit schwarzem Pfeffer aus der Mühle oder mit Paprika bestreuen.

Tip: Falls Sie keinen Raclettekäse haben, gelingt dieses einfache Gericht auch mit Tilsiter- oder Greyerzerscheiben. Es geht einfach ein wenig länger, bis der Käse geschmolzen ist.

Als Vorspeise eine Gemüsesuppe oder einen Salatteller essen.

Blitz-Pizza

Teig:
350 g Dinkelmehl
300 ml nordische Sauermilch (oder 250 g Joghurt nature mit 2 EL Rahm)
1 EL Olivenöl oder Maiskeimöl
1 gestrichener TL Salz
1 Hefewürfel (40 g)

Belag:
100 g Greyerzer, gerieben
2 grosse Tomaten (oder 1 Büchse Pelati/Dosentomaten)
1 Bund Basilikum
8 Knoblauchzehen, in Scheiben geschnitten (fakultativ)
1 Mozzarella, in kleine Scheiben geschnitten
Salz, schwarzer Pfeffer aus der Mühle
Olivenöl zum Beträufeln

◆ Den Backofen auf 200 Grad vorheizen.
◆ Für den Teig alle Zutaten in der Küchenmaschine oder von Hand kneten.
◆ Zwei runde Bleche einölen, den Teig halbieren und in die Backbleche drücken. Den Rand etwa 1 cm hoch drücken.
◆ Den geriebenen Greyerzer auf den Teigböden verteilen.
◆ Die Tomaten quer halbieren und die Kerne gut ausdrücken. Das Fruchtfleisch grob hacken und auf die Teigböden geben.
◆ Die Basilikumblätter quer in Streifen schneiden und über die Tomaten verteilen. Den Knoblauch darüber streuen, dann mit dem Mozarella belegen. Salzen, pfeffern und mit Olivenöl beträufeln.
◆ Im vorgeheizten Backofen 20 Minuten backen.

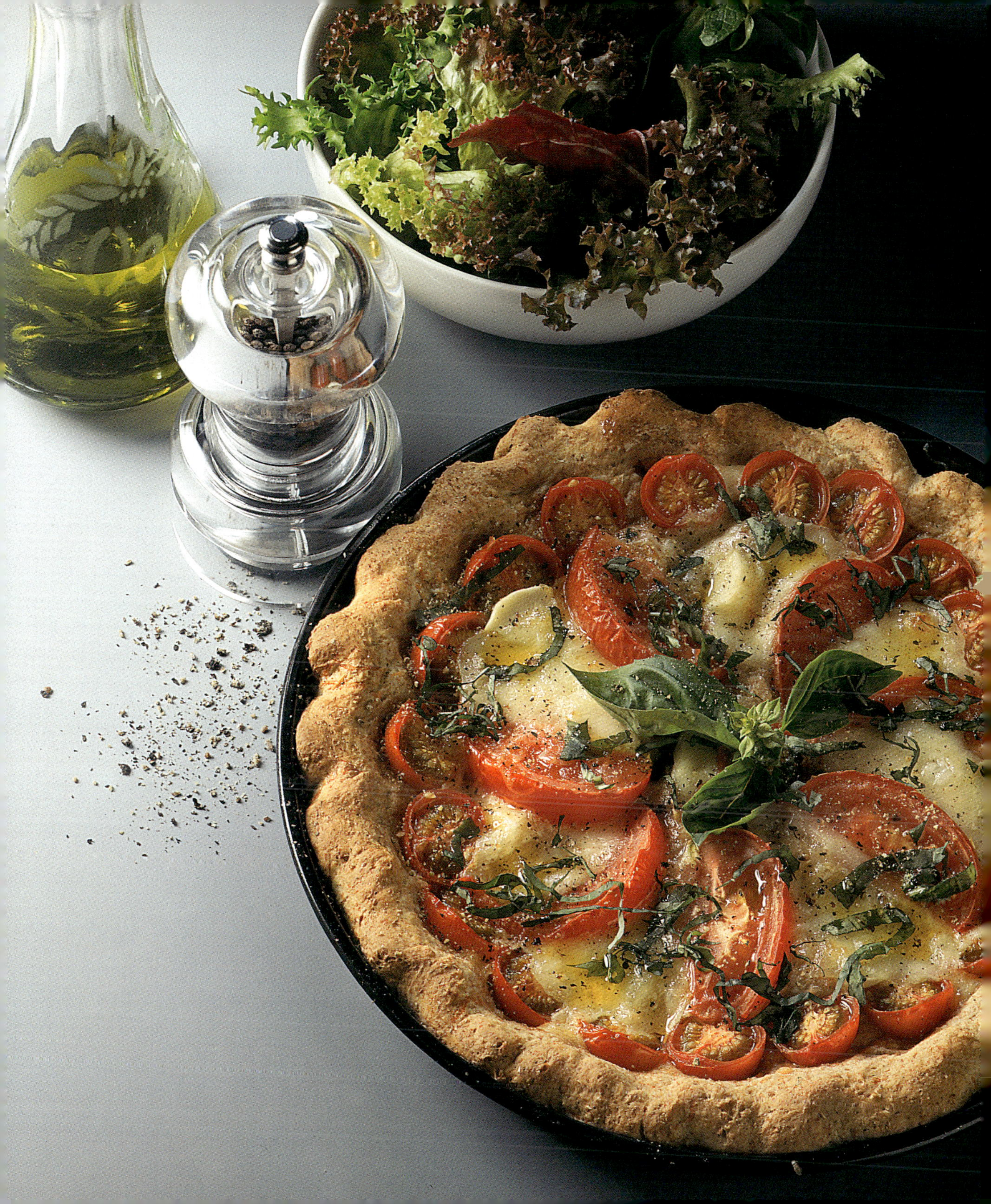

Rosmarinkartoffeln

1 kg Kartoffeln, in der Schale gekocht (Gschwellti)
2 Zweige Rosmarin
100 ml Weisswein
4–6 EL Olivenöl
Salz, Pfeffer

◆ Eine Gratinform gut ausbuttern und einen Rosmarinzweig hineinlegen.
◆ Die Kartoffeln längs vierteln und in die Gratinform geben. Den Weisswein dazugiessen.
◆ Vom zweiten Rosmarinzweig die Nadeln abzupfen und über die Kartoffeln verteilen. Die Kartoffeln mit dem Olivenöl beträufeln, gut salzen und pfeffern.
◆ Im auf 220 Grad vorgeheizten Ofen etwa 20 Minuten backen.

Nussrösti

Butter-Öl-Mischung zum Ausbacken
1 Zwiebel, fein gehackt
1 kg Kartoffeln, in der Schale gekocht (Gschwellti), auf der Röstiraffel gerieben
1 Handvoll Baumnüsse (Walnüsse), grob gebrochen
Salz, Pfeffer, Muskatnuss

◆ Etwas Butter und Öl in einer Bratpfanne erhitzen und die gehackte Zwiebel darin kurz andünsten.
◆ Die Kartoffeln beigeben, mit Salz, Pfeffer und Muskatnuss würzen und beidseitig gut braten.
◆ Die Nüsse beifügen und nochmals kurz mitbraten. Falls nötig, nochmals nachwürzen.

Rösti aus rohen Kartoffeln

1 kg Kartoffeln, gut gebürstet und gewaschen
3 EL Maiskeimöl
1 EL Butter
Salz, Pfeffer

◆ Die Kartoffeln ungeschält auf der Sellerieraffel (raspelt gröber als die Bircherraffel, aber feiner als die Röstiraffel) reiben und sofort mit Küchenpapier trocken tupfen.
◆ Eine Bratpfanne erhitzen, das Öl beigeben und die Kartoffeln flach darin verteilen. Salzen und pfeffern.
◆ Bei mittlerer Hitze 10 Minuten braten, ohne umzurühren. Den Kartoffelkuchen wenden, wieder leicht würzen und auf der zweiten Seite nochmals 10 Minuten backen.
◆ Am Schluss die Butter unter den Kartoffelkuchen geben und nochmals kurz braten, bis die Butter aufgesogen ist. Falls nötig, nachwürzen.

Tip: Rösti aus rohen Kartoffeln ist viel vollwertiger als solche aus gekochten Kartoffeln. Die Vitamine bleiben besser erhalten. Ausserdem saugt eine Rösti aus rohen Kartoffeln weniger Fett auf als die konventionelle Rösti.

Die Rösti lässt sich am besten mit Hilfe eines flachen Pfannendeckels wenden: Den Deckel auf die Pfanne setzen, die Pfanne samt Deckel umdrehen, so dass die Rösti auf den Deckel kippt, und anschliessend die Rösti vom Deckel wieder in die Pfanne gleiten lassen.

Couscous mit Gemüse und Cashews

2 EL Maiskeimöl oder Olivenöl
1 Zwiebel, grob gewürfelt
2 Tomaten, gewürfelt
1 kg Gemüse, z.B. Zucchini, Auberginen, Kürbis, Karotten, grob gewürfelt
200 ml Gemüsebouillon
1 TL Kreuzkümmelpulver
wenig Harissa (Pfefferschotenpüree)
1 Briefchen Safranpulver
Salz
300 g Couscousgriess
2 EL Olivenöl
100 g Cashewkerne
1 TL Butter

◆ Das Öl erhitzen, die Zwiebel darin anbraten, dann das übrige Gemüse dazugeben und gründlich durchbraten. Mit der Gemüsebouillon ablöschen und den Kreuzkümmel beifügen. Das Gemüse knackig köcheln. Dann mit Harissa, Safran und Salz abschmecken.

◆ Den Couscousgriess 3 Minuten in Wasser einweichen, dann abgiessen und auf Küchenpapier oder einem sauberen Küchentuch etwas trocknen lassen. In eine Schüssel geben und gut mit dem Olivenöl vermischen. Den Couscous 5 Minuten über Dampf garen.

◆ Den Cosucous auf einer grossen Platte anrichten, in der Mitte eine Vertiefung anbringen. Das Gemüse mit einer Schaumkelle aus dem Sud heben und zum Couscous geben. Die Sauce separat dazu servieren.

◆ Die Cashewkerne in der Butter kurz rösten und am Schluss über den Couscous verteilen.

Variante:
Man kann den Couscousgriess auch zum fertig gekochten Gemüse geben, noch etwas Bouillon nachgiessen und den Couscous 5 Minuten quellen lassen.

Tip: Aus einem Rest Couscousgriess lässt sich zusammen mit fein gehackten Zwiebeln, Tomatenwürfeln, fein gehackter Petersilie und einigen fein gehackten Pfefferminzblättern sowie einer Sauce aus Zitronensaft und Olivenöl ein feiner Couscoussalat (Tabbouleh) zubereiten.

Dinkel mit Gemüse

300 g Dinkel
1 EL Butter
400–500 g Gemüse (z.B. Stangensellerie, Karotten, Lauch), sehr klein geschnitten
200 ml Weisswein oder Gemüsebouillon
1–2 EL Butter
½ Bund Schnittlauch oder Petersilie, fein gehackt
Salz, Pfeffer

◆ Den Dinkel mit 600 ml Wasser im Dampfkochtopf (ohne Salz!) weich kochen.
◆ Die Butter in einer grossen Pfanne schmelzen und das fein geschnittene Gemüse darin andünsten, zudecken und etwa 5 Minuten weiterdünsten.
◆ Den Weisswein oder die Gemüsebouillon zugeben und das Gemüse zugedeckt bei sehr kleiner Hitze weiterdünsten, bis es knackig weich ist.
◆ Den weich gekochten Dinkel zugeben, alles gut mischen und mit Salz und Pfeffer abschmecken. Am Schluss die Butter und die Kräuter unterziehen.

Tip: Dieser Eintopf kann mit jedem gekochten Getreide zubereitet werden. Er darf nicht trocken sein. Falls beim Kochen des Gemüses der Wein zu stark aufgesogen wird, eventuell noch wenig Gemüsebouillon beigeben.

Kruskaküchlein

150 g Kruskaschrot
300 ml Wasser
½ TL Salz
150 g Zucchini, ganz klein gewürfelt
100 g Tomaten, ganz klein gewürfelt
(oder insgesamt 250 g anderes Gemüse)
1 Frühlingszwiebel mit dem Grün, fein gehackt
1 Knoblauchzehe, durchgepresst
½ Bund Basilikum (oder Petersilie), fein gehackt
2 Eigelb
1 EL Vollkornmehl
Öl-Butter-Mischung zum Ausbacken

◆ Den Kruskaschrot im Wasser aufkochen, etwa 1 Minute köcheln lassen, dann salzen, vom Herd nehmen und zugedeckt 20 Minuten quellen lassen.
◆ Alle übrigen Zutaten zum Getreidebrei geben, gut vermischen und mit Salz und Pfeffer kräftig würzen.
◆ Die Öl-Butter-Mischung in einer Bratpfanne erhitzen. Jeweils 1 Esslöffel Getreidemischung in die Pfanne geben, mit einem zweiten Löffel schön rund und flach formen (die Küchlein sollten möglichst klein sein) und bei mittlerer Hitze braten. Erst wenden, wenn die Oberfläche trocken erscheint.
◆ Zusammen mit einem gemischten Salat servieren.

Dinkel mit Gemüse

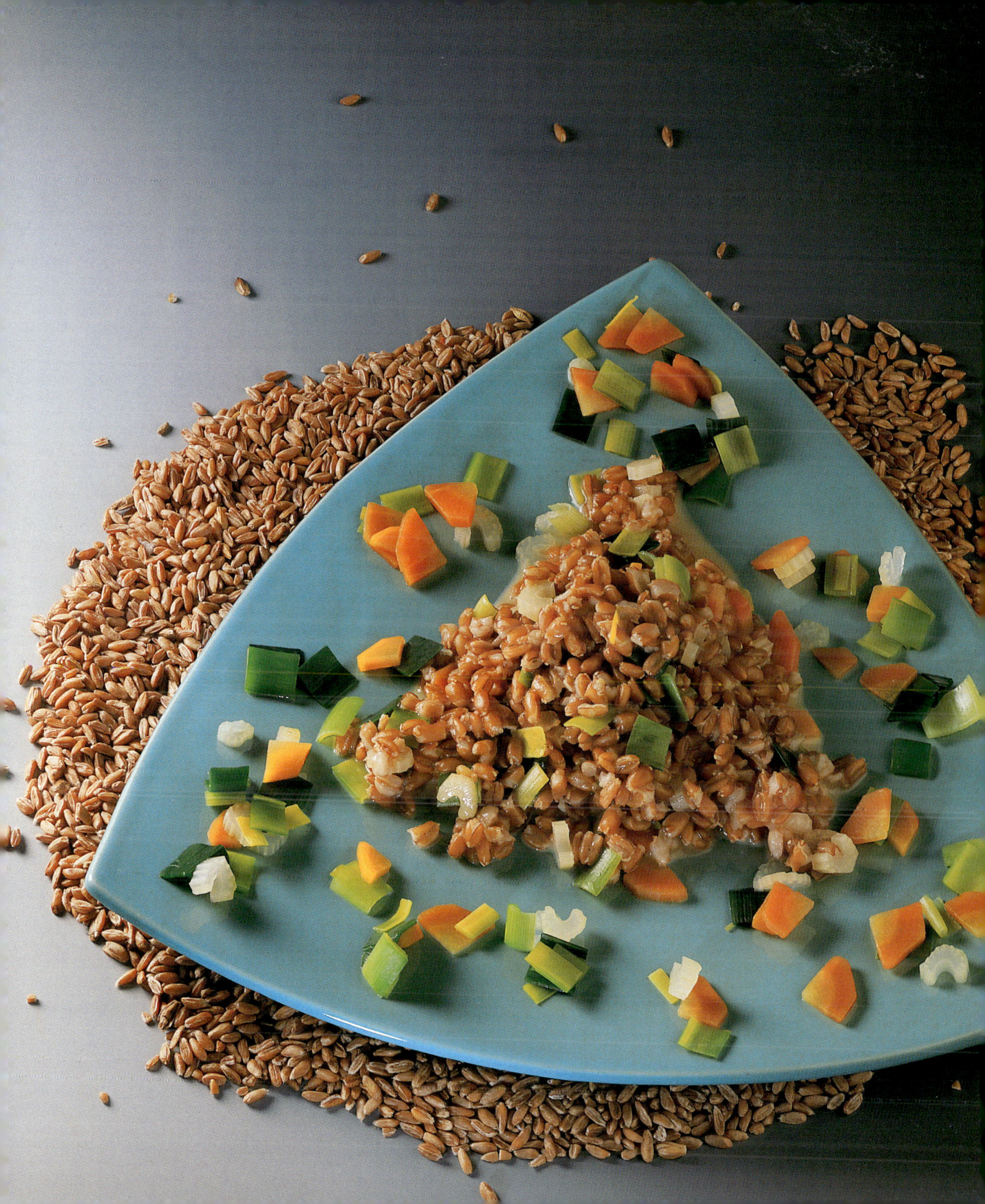

Griechischer Reis

300 g Vollkornreis
2 EL Butter oder Olivenöl
100 g rote und grüne Peperoni (Paprika), in sehr kleine Würfelchen geschnitten
50 g Sultaninen
50 g Korinthen
50 g Mandelsplitter
½ Bund Petersilie, fein gehackt
Salz, Pfeffer

◆ Den Reis mit 600 ml Wasser im Dampfkochtopf 15 Minuten kochen. Erst danach salzen!

◆ In der Zwischenzeit Butter oder Öl erhitzen und die Peperoniwürfelchen zusammen mit den Sultaninen, Korinthen und Mandelsplittern darin andünsten. Den Reis zugeben und gut mischen. Mit Salz und Pfeffer abschmecken und zuletzt die Petersilie darunter mischen.

Tip: Passt zu Lammkoteletts mit Gemüse oder zu einer Gemüseplatte oder z. B. zu gebratenen Auberginenscheiben.

Tomatenreis

400 g Vollreis
4 EL Tomatenpüree
2 EL Parmesan, gerieben
2 EL Butter
Salz, Pfeffer

◆ Den Reis zusammen mit 800 ml Liter Wasser und dem Tomatenpüree im Dampfkochtopf 15 Minuten kochen.

◆ Den Reis in eine Schüssel geben, mit Salz und Pfeffer würzen, Parmesan und Butter darunter mischen und nochmals abschmecken.

Delikater Mischreis

100 g Wildreis
200 g Vollreis
200 ml Weisswein
300 ml Gemüsebouillon
2 TL Provencekräuter, getrocknet
2 EL Butter
Salz, Pfeffer

◆ Wildreis und Vollreis zusammen mit dem Weisswein, der Gemüsebouillon und den Provencekräutern im Dampfkochtopf 15 Minuten kochen.

◆ Mit Salz und Pfeffer abschmecken und mit der Butter verfeinern.

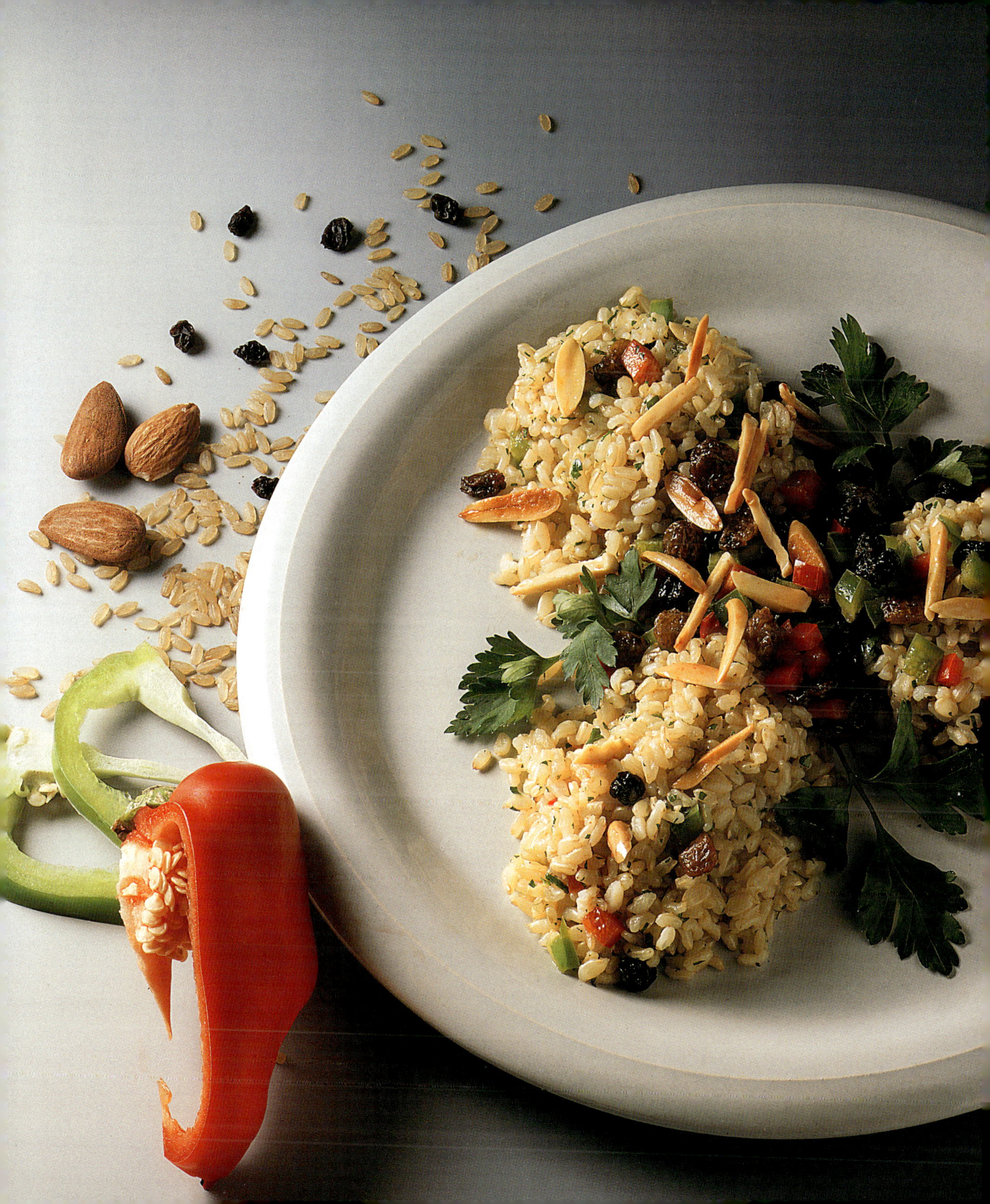

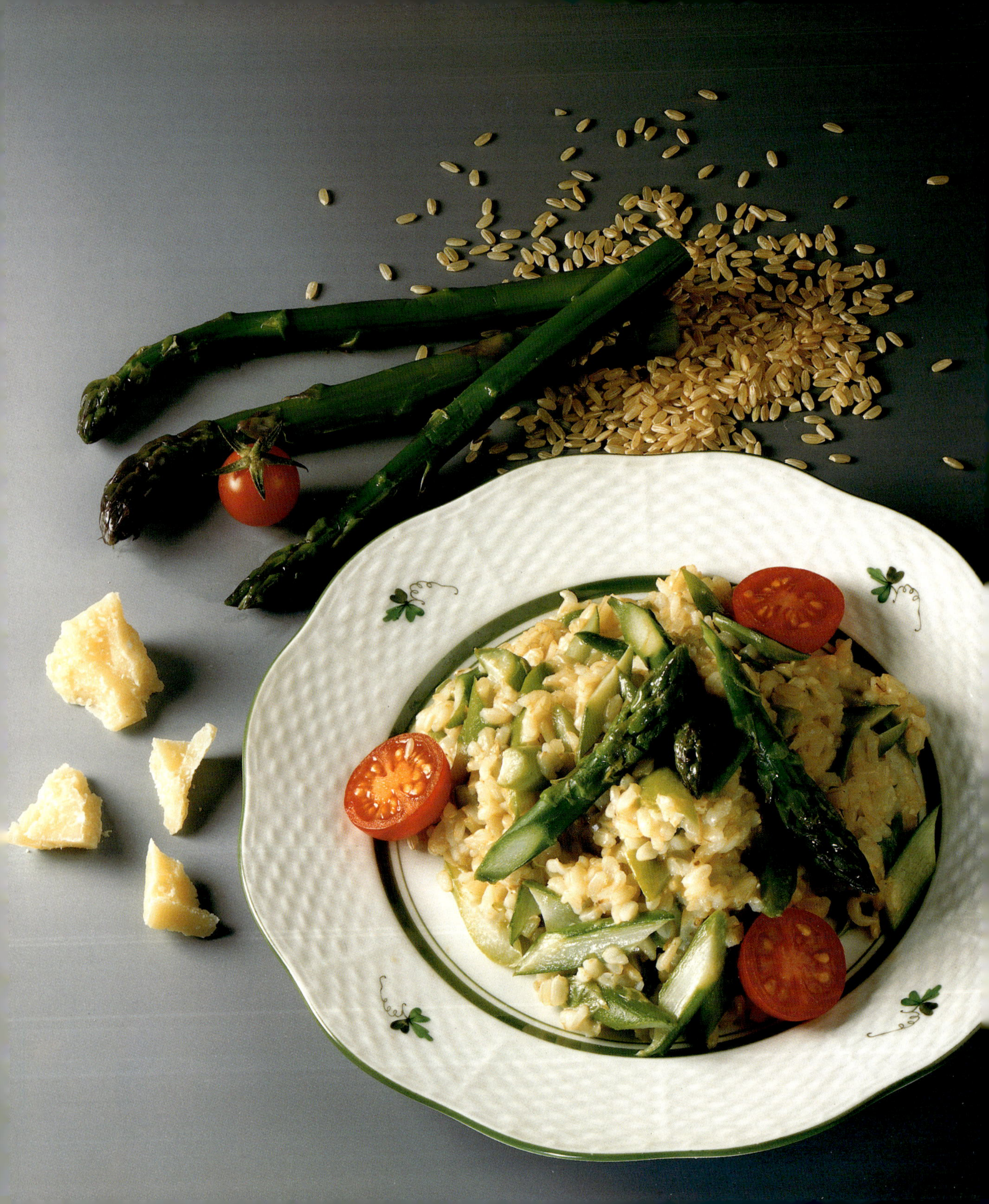

Orientalischer Reis

250 g Vollreis

2 EL getrocknete Bananenscheiben
2 EL getrocknete Ananasscheiben
100 ml Weisswein oder Apfelwein
2 EL Maiskeimöl oder Butter
1 Zwiebel, fein gehackt
1 grosse Stange Lauch, in Streifen geschnitten
2 EL Curry
2 EL Rosinen
100 ml Rahm
Salz, Pfeffer
2 EL Pinienkerne oder Mandelsplitter, geröstet

◆ Den Reis zusammen mit ½ Liter Wasser im Dampfkochtopf in etwa 15 Minuten weich garen, anschliessend 5 Minuten quellen lassen.

◆ Die getrockneten Früchte im Weisswein einweichen.

◆ In einer grossen Pfanne die Zwiebel in Öl oder Butter andünsten, den Lauch beigeben und kurz mitdünsten, dann den Curry darüber stäuben, mischen und ebenfalls kurz mitdünsten.

◆ Mit den eingeweichten Früchten ablöschen und etwa 2–3 Minuten köcheln lassen, so dass der Lauch noch knackig ist. Falls alle Flüssigkeit verdampft ist, noch wenig Wasser oder Weisswein beifügen.

◆ Den Reis dazugeben, gut durchmischen und 5 Minuten ziehen lassen. Dann den Rahm darunter rühren. Mit Salz und eventuell etwas Pfeffer abschmecken.

◆ Anrichten und mit den gerösteten Nüssen bestreuen.

Tips:
Den Lauch erst kurz vor dem Servieren garen und mit dem Reis mischen, damit er knackig bleibt.

Zusammen mit einem milden Gemüse, z. B. Fenchel oder Karotten, servieren.

Risotto mit grünen Spargeln

200 g Vollkornreis
400 g grüne Spargel, nur die Schnittfläche weggeschnitten
100 ml Weisswein
2 EL Butter, eisgekühlt, in Würfeln
4 EL Parmesan, gerieben
Salz, Pfeffer

◆ Den Reis ohne Salz in 400 ml Wasser 15 Minuten im Dampfkochtopf kochen.

◆ Die Spargel in wenig leicht gesalzenem Wasser knackig weich kochen. Herausheben.

◆ 100 ml vom Spargelkochwasser abmessen, den Weisswein beigeben, aufkochen und salzen. Den Reis hinzufügen und kurz aufkochen. Die gekochten Spargel schräg in kleine Stücke schneiden und unter den Reis mischen.

◆ Den Topf vom Herd ziehen. Zuerst die kalte Butter unter ständigem Rühren darunter ziehen, dann den Parmesan hinzufügen. Salzen und pfeffern.

Tip: Dieser Risotto kann natürlich auch mit jedem anderen Gemüse zubereitet werden.

Mit Spargeln ist dies auf das Säure-Basen-Gleichgewicht bezogen ein saures Gericht. Also unbedingt vorher einen Salat oder eine Gemüsesuppe servieren. Mit jedem anderen Gemüse ist das Säure-Basen-Verhältnis ziemlich ausgeglichen.

Risotto mit grünen Spargeln

Nasi Goreng

4 Eier
4 EL Maiskeimöl
1 grosse Zwiebel, in Längsstreifen geschnitten
2 Knoblauchzehen, gehackt
1 grosse Stange Lauch, in Streifchen geschnitten
2 Msp. Sambal Oelek (Pfefferschotenpüree)
2 Tassen Vollreis, gekocht (Trockenreis)
100 g Crevetten, geschält und gekocht oder Tofuwürfelchen
Salz

◆ Die Eier mit wenig Salz verklopfen und daraus dicke Omeletten backen, in Streifen schneiden. Oder erst kurz vor dem Anrichten Spiegeleier braten.

◆ Eine Pfanne stark erhitzen, das Öl hineingeben, sofort Zwiebel und Knoblauch beifügen und gut durchbraten.

◆ Lauch und Sambal Oelek dazugeben und kurz mitbraten. Die Crevetten oder Tofuwürfelchen hinzufügen und ganz kurz erwärmen.

◆ Zuletzt den gekochten Reis beimischen und kurz mitbraten.

◆ Anrichten und die Omelettenstreifen darüber streuen oder mit den gebratenen Spiegeleiern belegen.

Tip: Dies ist ein Grundrezept, das sich vielfältig variieren lässt. Man kann auch jedes andere Gemüse, in Streifchen geschnitten, und Fleisch mitbraten. Wer mag, kann das Nasi Goreng mit etwas Sojasauce abschmecken.

Zum Nasi Goreng passen sehr gut **Saté-Spiesschen:** Fisch, am besten Seeteufel, oder Fleisch (z. B. Pouletbrust) in kleine Würfel schneiden und kurz marinieren. Dann auf kleine Bambusspiesschen (Satés) aufspiessen und im Öl knusprig ausbraten.

Marinade: 4–6 EL Kokosflocken mit 2 TL Currypulver und so viel Wasser vermischen, bis ein Brei entsteht.

Um das Säure-Basen-Gleichgewicht herzustellen, als Vorspeise einen Salat oder eine Gemüsesuppe servieren.

Gemüselasagne mit Ricottafüllung

Ca. 200 g Vollkorn-Lasagneteigblätter (Reformhaus)
500 g Blattspinat (oder 250 g Tiefkühlblattspinat)
500 g Ricotta oder 700 g Quark, gut abgetropft
je 2 EL Majoran und Thymian, fein gehackt
4 EL Baumnüsse, fein gehackt
2 Knoblauchzehen, durchgepresst
100 g Parmesan, frisch gerieben
500 g verschiedene Gemüse, in Scheiben geschnitten
200 g Tomaten, gehäutet

Sauce:
1 l Milch
4 EL Vollkornmehl
Salz, Pfeffer, Muskatnuss
50 g Greyerzer, grob gerieben

◆ Die Lasagneteigblätter in eine Schüssel mit kaltem Wasser legen.

◆ Den Backofen auf 200 Grad vorheizen.

◆ Frische Spinatblätter über Dampf kurz zusammenfallen lassen, etwas abkühlen lassen und gut ausdrücken. Tiefkühlspinat auftauen und ebenfalls ausdrücken. Den Spinat mit einem grossen Messer hacken, dann mit Ricotta oder Quark, Kräutern, Nüssen, Knoblauch und Parmesan vermischen. Mit Salz, Pfeffer und Muskatnuss gut abschmecken.

◆ Das Gemüse über Dampf weich garen.

◆ Für die Sauce in einem Topf das Vollkornmehl mit dem Schneebesen gut unter die Milch rühren, aufkochen und 5 Minuten köcheln lassen. Mit Salz, Pfeffer und Muskatnuss abschmecken. Die Sauce sollte nicht zu dick sein.

◆ Eine Gratinform zuerst mit etwas Sauce ausgiessen, dann schichtweise Lasagneteigblätter, Ricottafüllung, wiederum Sauce und so fort einfüllen. Zuletzt das gekochte Gemüse und die Tomaten darauf verteilen, mit Sauce auffüllen und mit dem Greyerzer bestreuen. 30 Minuten im vorgeheizten Ofen backen.

Vollkornteigwaren mit Avocadopesto

400 g Vollkornteigwaren
1 EL Butter

Avocadopesto:
1 grosse reife Avocado
1 Bund Basilikum, grob gehackt
1 Bund Petersilie, grob gehackt
4 EL Olivenöl extra vergine
2 Knoblauchzehen, durchgepresst
50 g Pinienkerne
50 g Parmesan
Salz, Pfeffer

◆ Die Teigwaren in reichlich Salzwasser al dente kochen.

◆ In der Zwischenzeit alle Zutaten zum Pesto zusammen mit 3 Esslöffeln Teigwarenkochwasser im Cutter pürieren. Mit Salz und Pfeffer abschmecken.

◆ Die Teigwaren abgiessen, in eine Schüssel geben und mit der Butter mischen.

◆ Den Avocadopesto darüber geben oder separat dazu servieren.

Vollkornteigwaren an pikanter Tomatensauce

400 g Vollkornteigwaren
1 grosse Zwiebel, gehackt oder in Streifen geschnitten
2 Knoblauchzehen, grob gehackt
1 EL Olivenöl oder Maiskeimöl
4 grosse Tomaten (evtl. geschält), grob gewürfelt
½ grüne Peperoni (Paprika), in feine Streifchen geschnitten (oder etwas Sambal Oelek)
1 EL Tomatenpüree
1 TL Akazienhonig oder Vollrohrzucker
1 TL Rotweinessig
1 Bund frisches Basilikum, in Streifen geschnitten
Salz, Pfeffer

◆ Die Teigwaren in reichlich Salzwasser al dente kochen.
◆ Die Zwiebel und den Knoblauch im Olivenöl leicht dünsten.
◆ Tomaten und Peperoni beigeben und im offenen Topf etwa 10 Minuten leise köcheln lassen.
◆ Die übrigen Zutaten beigeben und die Sauce mit Salz und Pfeffer abschmecken.

Tip: Diese Tomatensauce passt ausgezeichnet zu allen Getreideküchlein, zu Teigwaren oder Reis.

Im Winter statt der frischen, wenig aromatischen Tomaten besser Pelati (Dosentomaten) verwenden. Im Reformhaus gibt es wunderbare italienische Dosentomaten aus biologischem Anbau.

Vollkornteigwaren mit Majoran-Nuss-Sauce

400 g Vollkornteigwaren
100 g Baumnusskerne (Walnusskerne)
1 Bund Petersilie
100 ml Olivenöl extra vergine
½ Bund Majoran, Blättchen abgezupft
50 g Parmesan, gerieben

◆ Die Teigwaren in mässig gesalzenem Wasser al dente kochen. Abgiessen und 100 ml vom Teigwarenkochwasser für die Sauce bereit halten.
◆ Ein paar der Baumnusskerne grob hacken.
◆ Die restlichen Baumnusskerne zusammen mit der Petersilie und dem Olivenöl im Cutter (oder im Mörser) zu einer Paste verarbeiten. In ein Schüsselchen geben.
◆ Den Majoran fein hacken und zusammen mit dem geriebenen Parmesan gut unter die Baumnusspaste rühren. Am Schluss das abgemessene heisse Teigwarenkochwasser darunter rühren und die Sauce mit Salz und schwarzem Pfeffer abschmecken.
◆ Die Teigwaren auf Tellern anrichten und auf jede Portion einen Klacks Sauce geben.

Tip: Wenn es eilt, können Sie alle Saucenzutaten und den Parmesan am Stück im Cutter zu einer Sauce pürieren. Bei dieser Zubereitungsart wird die Sauce etwas feiner in der Konsistenz.

Um das Säure-Basen-Gleichgewicht zu bewahren, gehört unbedingt ein grosser Salat oder eine Gemüsebeilage dazu.

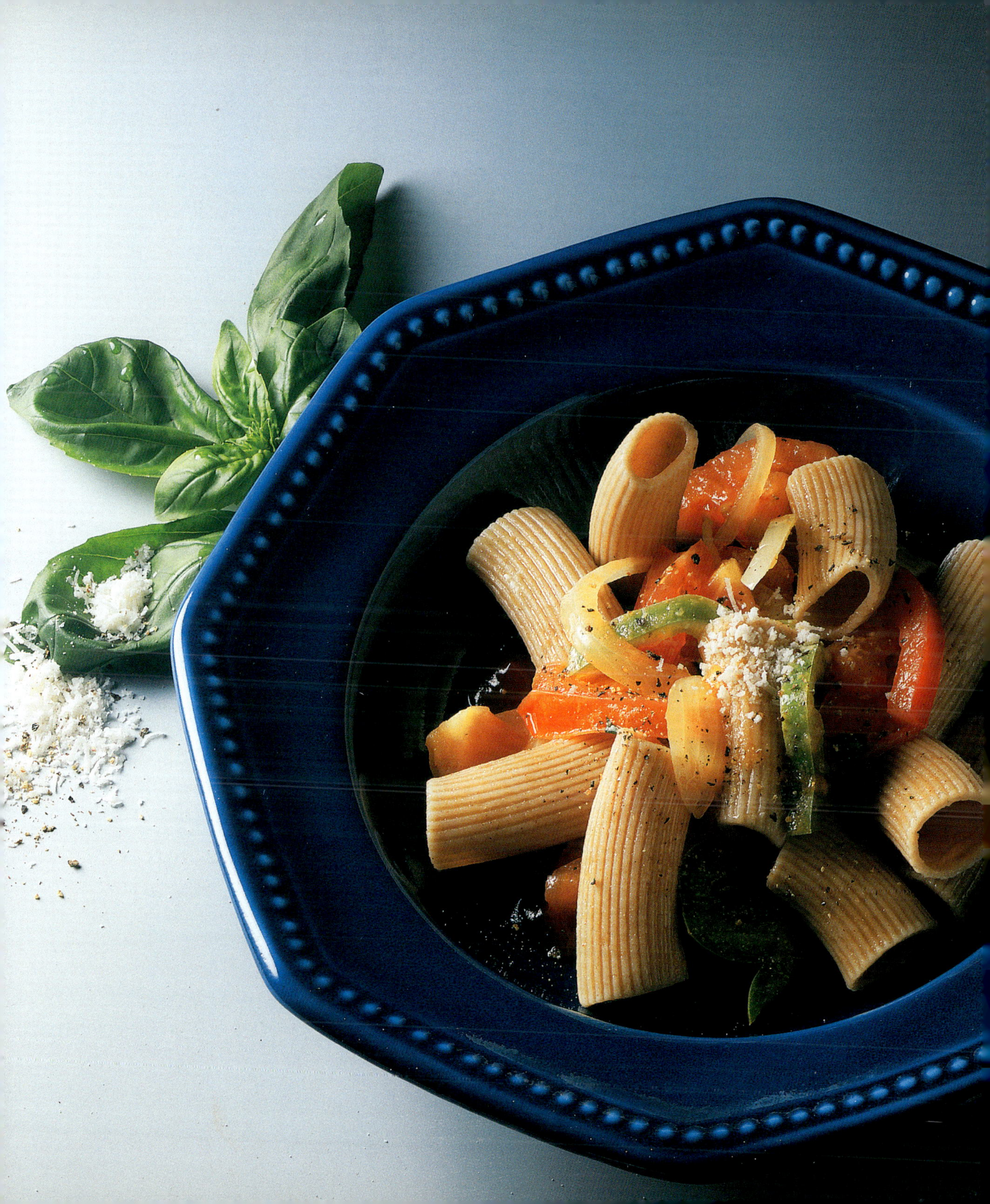

Spaghella

400 g Vollkornspaghetti
2 Karotten
20 Crevetten, roh, geschält
8 EL Olivenöl
2 Frühlingszwiebeln, das Weisse fein gehackt, das Grüne in Ringlein geschnitten und separat bereitgestellt
2 Knoblauchzehen, fein gehackt oder gepresst
200 ml Weisswein
1 EL Gemüsebouillon
1 Briefchen Safranpulver
100 ml Doppelrahm
5 EL Erbsen, tiefgekühlt
Salz, Pfeffer

◆ Die Spaghetti in reichlich Salzwasser weich kochen.

◆ Die Karotten schälen und mit dem Kartoffelschäler zu etwa 5 cm langen und ½ cm breiten Streifen schneiden. Wenn sie zu breit sind, längs halbieren.

◆ Die Crevetten im heissen Öl kurz braten, herausnehmen und warm stellen.

◆ Die gehackten Zwiebeln und den Knoblauch in derselben Pfanne kurz durchdämpfen, dann die Karottenstreifen hinzufügen und ebenfalls kurz mitdämpfen. Mit Weisswein ablöschen, die Gemüsebouillon beigeben und alles zugedeckt etwa 5 Minuten köcheln lassen.

◆ Das Safranpulver, dann den Doppelrahm und die tiefgefrorenen Erbsen beigeben und wieder etwa 2 Minuten köcheln lassen.

◆ Die Crevetten beigeben und die Sauce mit Salz und Pfeffer rassig abschmecken. Die Frühlingszwiebelringlein und die Spaghetti in die Sauce geben, gut mischen und erwärmen. Heiss servieren!

Das Gemüse in diesem Rezept reicht nicht, um das Säure-Basen-Gleichgewicht herzustellen. Servieren Sie deshalb einen Salat oder eine Gemüsesuppe als Vorspeise.

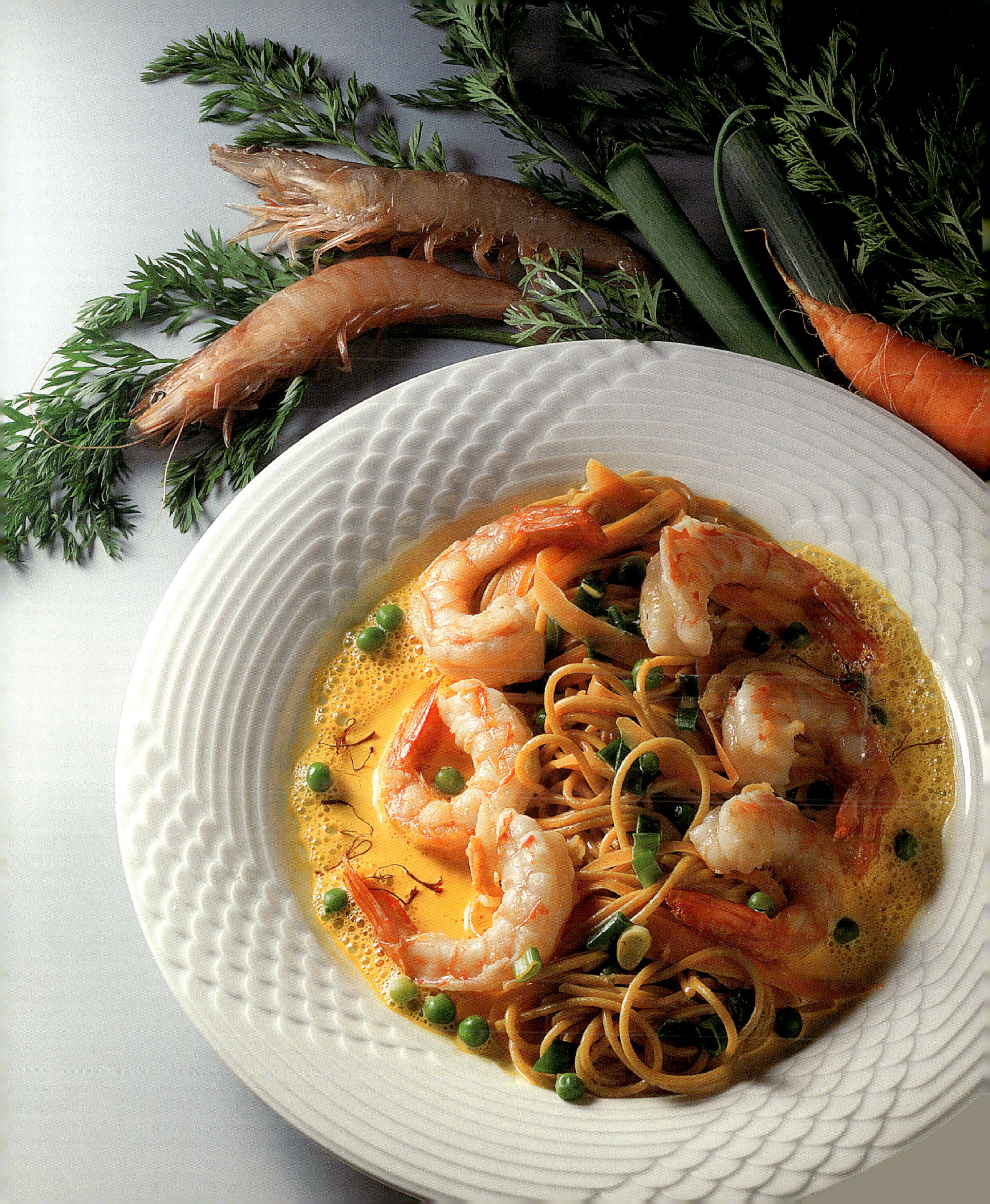

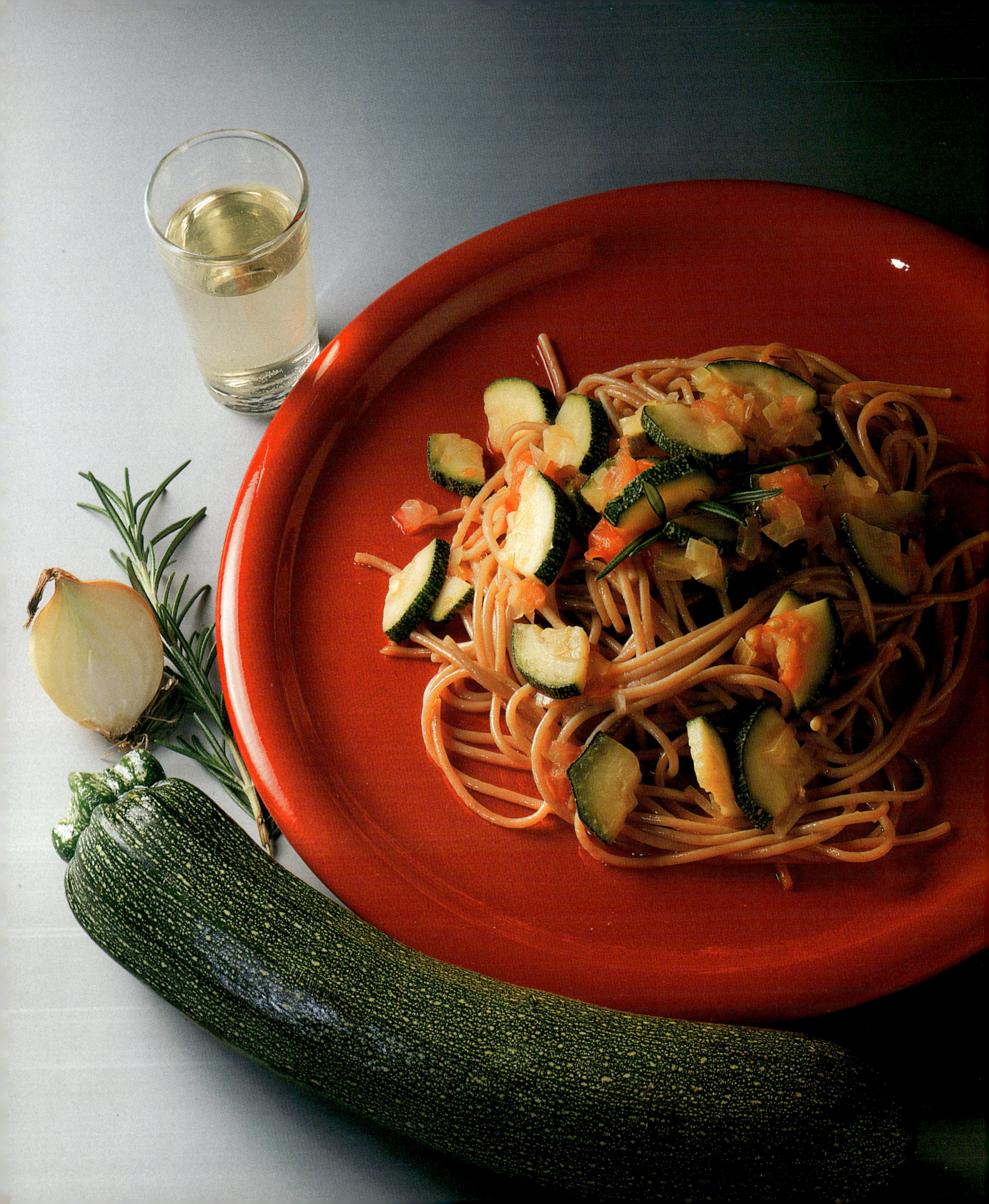

Nudeln mit Zucchini an Kräutersauce

200 ml Weisswein
400 g feine Vollkornsojanudeln
500 g Zucchini, längs in sehr dünne Streifen geschnitten
1 grosser Kräuterboursin (oder ein anderer Kräuter-Knoblauch-Rahmkäse)
Salz, schwarzer Pfeffer

◆ Etwa 1½ Liter Wasser zusammen mit dem Weisswein und 1 Esslöffel Salz zum Kochen bringen.

◆ Die Nüdelchen und die fein geschnittenen Zucchini beigeben und weich kochen (ungefähr 5 Minuten).

◆ Durch ein Sieb abgiessen, dabei etwas Kochsud auffangen.

◆ Die Nudeln und Zucchini wieder in den Topf zurückgeben, den beiseite gestellten Kochsud und den Käse darunter ziehen. Mit Salz (falls nötig) und viel schwarzem Pfeffer rassig abschmecken.

Tip: Selbstverständlich kann man bei diesem Gericht sowohl die Teigwarenart als auch das Gemüse auswechseln.

Spaghetti mit Zucchini an Weisswein

400 g Vollkornspaghetti
2 EL Butter oder Olivenöl
1 Zweig Rosmarin
2 Knoblauchzehen, grob gehackt
1 grosse Zwiebel, in Streifen geschnitten
400–600 g Zucchini, längs halbiert und in Scheiben geschnitten
2 Tomaten, grob geschnitten
200 ml Weisswein
Salz, Pfeffer
geriebener Parmesan

◆ Die Spaghetti in reichlich Salzwasser al dente kochen.

◆ Inzwischen in einer weiten Pfanne Butter oder Öl erhitzen und darin den ganzen Rosmarinzweig zusammen mit dem Knoblauch und den Zwiebelstreifen andünsten.

◆ Die Zucchini und Tomaten beigeben, kurz dünsten, mit dem Weisswein ablöschen und zugedeckt 5–7 Minuten köcheln lassen.

◆ Den Rosmarinzweig entfernen, das Gemüse kräftig mit Salz und Pfeffer würzen und über die angerichteten Spaghetti verteilen. Den Parmesan separat dazu servieren.

Spaghetti mit Zucchini an Weisswein

Teigwaren-Gemüse-Omelette

300 g Vollkornteigwaren, gekocht (Reste)
200 g Karotten, ungeschält gedünstet, auf der Sellerieraffel geraspelt
200 g Zucchini, auf der Sellerieraffel geraspelt
2 Eier
1 Bund Basilikum (oder Schnittlauch), fein geschnitten
50 g Parmesan
2 EL Butter
2 EL Maiskeimöl

◆ Alle Zutaten, ausser der Butter und dem Öl, gut verrühren. Mit Salz und Pfeffer abschmecken.

◆ In zwei Bratpfannen je 1 Esslöffel Butter und 1 Esslöffel Maiskeimöl erhitzen. Je die Hälfte der Omelettenmasse hineingeben und auf beiden Seiten 5 Minuten auf jeder Seite wie eine Rösti braten.

Tip: Dieses Rezept eignet sich besonders gut, um bereits gekochte Teigwarenreste aller Art (besonders Spaghetti, feine Nudeln usw.) zu verwerten.

Man kann aus der Omelettenmasse auch kleine Küchlein backen, was allerdings etwas mehr Zeit braucht.

Eine Sellerieraffel raspelt gröber als eine Bircherraffel und feiner als eine Röstiraffel.

Maispizza

600 ml Gemüsebouillon
200 g grober Bramatamais
3 Knoblauchzehen, grob gehackt
1 EL Butter
50 g Tilsiter, auf der Röstiraffel gerieben
1–2 Tomaten, in Scheiben geschnitten
½ Bund Basilikum, in Streifchen geschnitten
einige schwarze Oliven, entsteint und geviertelt
½ Mozzarella, in kleine Stücke gerissen
Olivenöl, Salz, schwarzer Pfeffer

◆ Am Morgen oder am Vortag den Mais zubereiten (10 Minuten). Dazu die Gemüsebouillon aufkochen, den Mais im Sturz beigeben, aufkochen und ausquellen lassen. Auf einem gut gebutterten Backblech ausstreichen.

◆ Den Backofen auf 200 Grad vorheizen.

◆ Den Knoblauch in der heissen Butter kurz anrösten. Auf dem Mais verteilen.

◆ Den Tilsiter darüber streuen, dann Tomatenscheiben, Basilikumstreifen, Oliven und Mozzarella darauf verteilen.

◆ Mit Olivenöl, Salz und schwarzem Pfeffer würzen und bei 200 Grad etwa 20 Minuten fertigbacken.

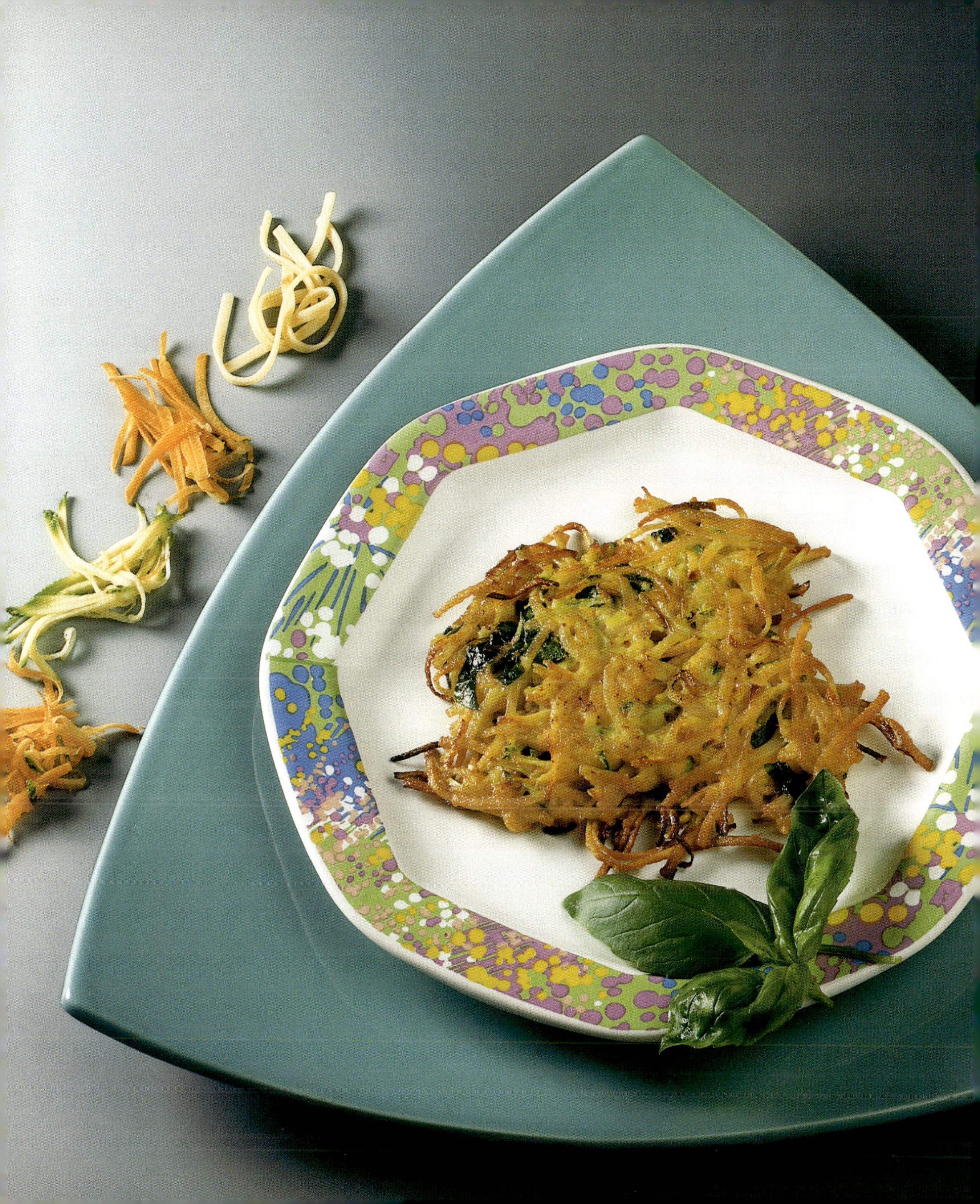

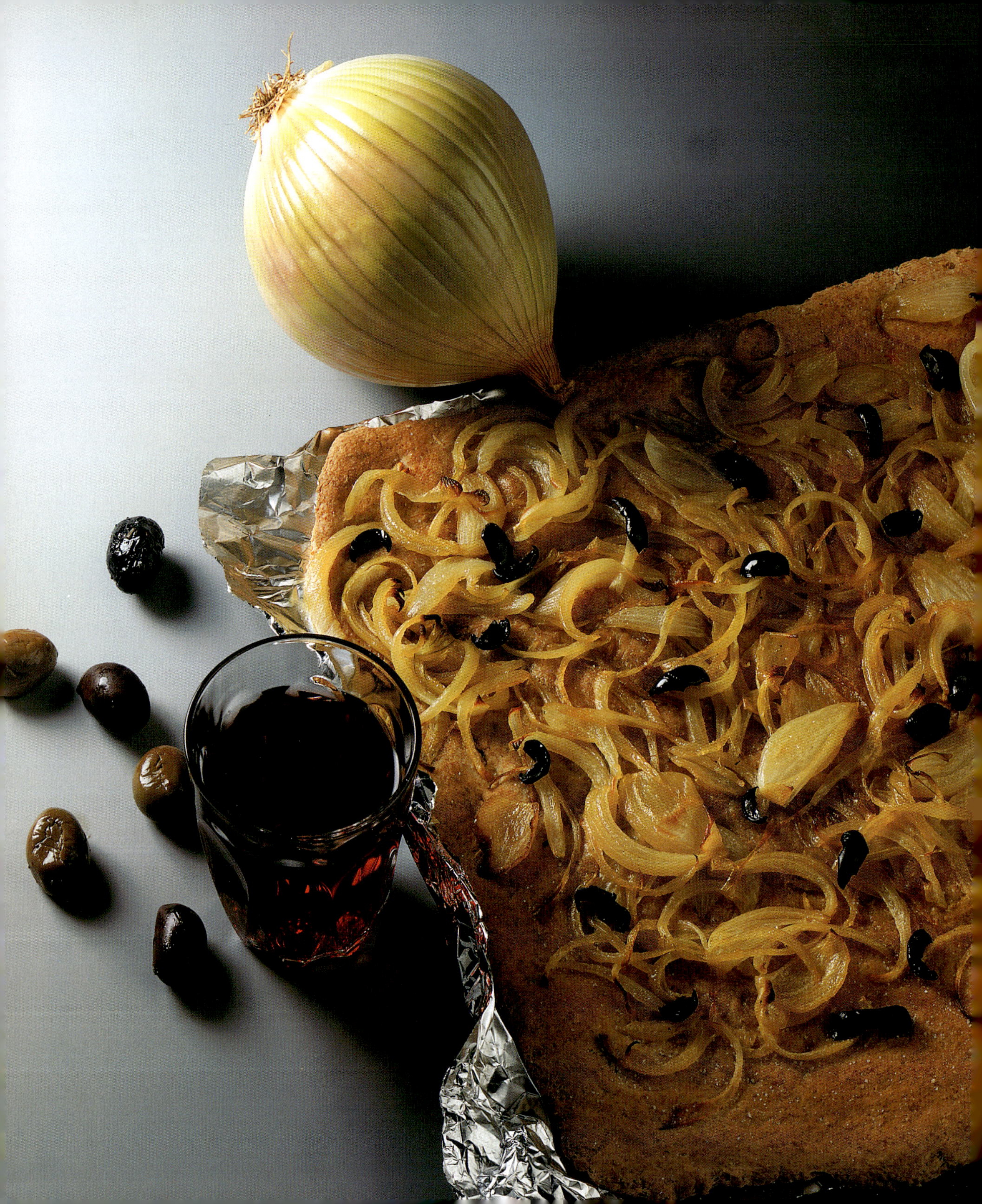

Gemüsequiche

Für ein grosses Backblech. Für ein kleines rundes Kuchenblech die Mengen halbieren.

500 g Blätterteig (am besten Vollkornblätterteig aus dem Reformhaus)
1 Bund Basilikum, in feine Streifen geschnitten
2–3 Zucchini, in dünne Scheiben geschnitten
1 rote Peperoni (Paprika), in dünne Streifchen geschnitten
2 mittelgrosse Auberginen, in dünne Scheiben geschnitten

Guss:
4 Eier
½ l Rahm oder Milch oder Quark-Milch-Mischung
Salz, Pfeffer, Paprika, Muskatnuss

150 g Greyerzer, gerieben

- Den Backofen auf 200 Grad vorheizen.
- Das Backblech fetten und mit dem dünn ausgerollten Teig belegen. Mit einer Gabel einstechen und mit dem Basilikum bestreuen.
- Das rohe Gemüse in Reihen schön auf dem Teigboden auslegen.
- Für den Guss die Eier zusammen mit dem Rahm im Mixer mischen. Mit Salz, Pfeffer, Muskatnuss und Paprika gut abschmecken.
- Den Guss über das Gemüse giessen, den Käse darüber verteilen und die Quiche im vorgeheizten Ofen 30–40 Minuten backen. Falls nötig am Schluss noch 5 Minuten nur mit Unterhitze fertig backen.

Tip: Für dieses Rezept eignet sich jedes andere Gemüse ebenso. Probieren Sie z. B. eine Fenchelquiche mit Crevetten, dafür aber die Fenchelscheiben über Dampf ganz kurz vorgaren.

Flacher Zwiebelkuchen

1 Blitzpizzateig, Rezept Seite 54

Belag:
3 EL Olivenöl
500 g Zwiebeln, in dünne Streifchen geschnitten
ca. 10 schwarze Oliven, entsteint, längs in Streifchen geschnitten
Salz, schwarzer Pfeffer
Olivenöl zum Beträufeln

- Den Backofen auf 200 Grad vorheizen.
- Ein grosses viereckiges Backblech mit Alufolie belegen und den ausgerollten Pizzateig darauf legen. Keinen Rand machen.
- Das Olivenöl in einer Bratpfanne erhitzen und die Zwiebeln darin langsam sehr weich dünsten.
- Die gebratenen Zwiebeln auf dem Teig verteilen.
- Die Olivenstreifchen darüber streuen. Salzen, pfeffern und mit Olivenöl beträufeln.
- Den Zwiebelkuchen rund 20 Minuten im vorgeheizten Ofen backen. Heiss servieren.

Tip: Die Oliven durch Käse ersetzen, z. B. Roquefort, Parmesan oder Greyerzer.

Zusammen mit einem grossen Salat oder Gemüseteller ist dies eine ausgewogene, vollwertige Mahlzeit.

Grüne Bohnen mit Knoblauch-Rahmsauce

1 kg grüne Bohnen, gewaschen, abgefädelt und in 5 cm grosse Stücke geschnitten oder gebrochen
1 Becher nordische Sauermilch
200 ml Rahm
2–3 Knoblauchzehen
2 TL Hefepaste (Vitam, Cenovis) oder
½ TL Gemüsebouillonpulver
2 TL Zitronensaft
1 Bund Bohnenkraut, wenn möglich frisch, fein gehackt
Salz, Pfeffer

◆ Die Bohnen über Dampf (oder im Dampfkochtopf) knackig weich kochen.

◆ Inzwischen die Sauermilch und den Rahm in einer flachen, weiten Pfanne auf die Hälfte einkochen lassen. Den Knoblauch hineinpressen. Mit Hefepaste, Salz, Pfeffer und Zitronensaft abschmecken. Zum Schluss das fein gehackte Bohnenkraut dazugeben.

◆ Die Bohnen anrichten und mit der Sauce übergiessen.

Broccoligemüse

2–3 Knoblauchzehen, fein gehackt
1 EL Butter
1 kg Broccoli, in Röschen geteilt
ca. 100 ml trockener Weisswein
2–3 EL geschälte Mandeln oder Pinienkerne, fein gehackt
Salz, Pfeffer

◆ Den fein gehackten Knoblauch in der heissen Butter andünsten, die Broccoliröschen beigeben und kurz mitdünsten.

◆ Mit dem Weisswein ablöschen und etwa 3 Minuten köcheln lassen. Mit Salz und Pfeffer abschmecken.

◆ Inzwischen in einer zweiten Pfanne die Mandeln oder Pinienkerne trocken rösten und am Schluss über die angerichteten Broccoli geben.

Tip: Dieses Gemüse passt gut zum Tomatenreis oder zum Mischreis, Seite 60.

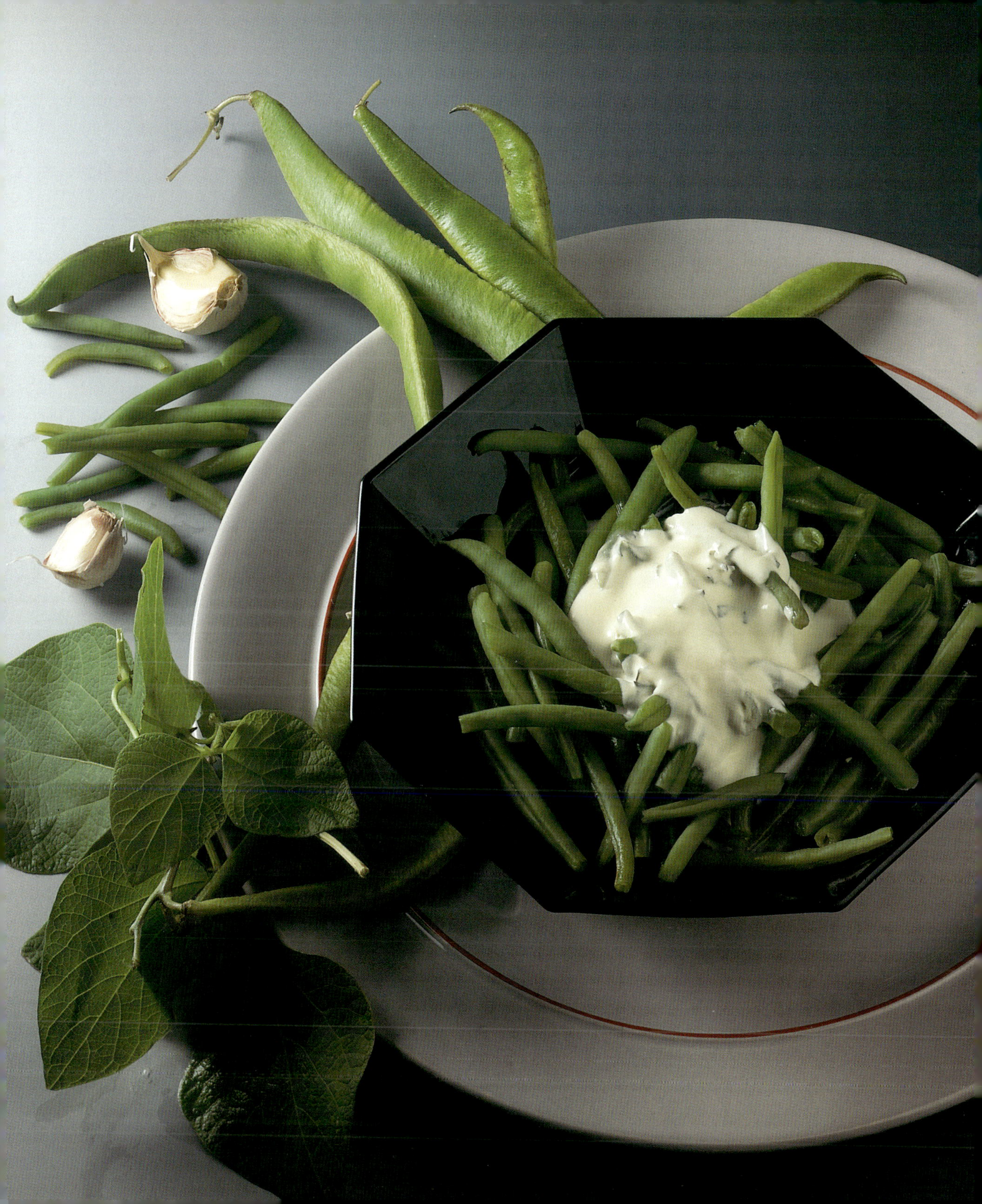

Gebackene Auberginen

1 kg Auberginen, quer in 1,5 cm dicke Scheiben geschnitten
4 EL Olivenöl
4 Knoblauchzehen, geschält und längs geviertelt oder in 4 Scheibchen geschnitten
Salz, schwarzer Pfeffer
2 Bund glatte Petersilie, die Hälfte davon gehackt, die andere Hälfte als Garnitur

◆ Den Backofen auf 190 Grad vorheizen.

◆ Ein Backblech mit Backtrennpapier belegen und mit wenig Öl bepinseln.

◆ Die Auberginenscheiben in einer Lage darauf auslegen, mit Olivenöl bepinseln und in jede Scheibe 1 Stück Knoblauch stecken. Mit Salz und Pfeffer würzen und das restliche Öl darüber träufeln.

◆ Die Auberginen etwa 25 Minuten im vorgeheizten Ofen backen.

◆ Aus dem Ofen nehmen, mit der gehackten Petersilie bestreuen und mit der restlichen Petersilie umlegen.

Tip: Dies ist eine der besten Arten, Auberginen zuzubereiten. Die eigentliche Zubereitungsdauer beträgt nur etwa 5 Minuten. Auberginen passen zu allem: zu Reis, Kartoffeln und Teigwaren.

Auberginenreste servieren Sie am nächsten Tag als Sauce zu Spaghetti. Diese **Auberginensauce** bereiten Sie folgendermassen zu: Die Auberginen mit einem Messer grob hacken und in Olivenöl stark braten. Wenig Tomatenpüree beigeben, kurz mitbraten und mit wenig Rotwein ablöschen. Etwa 5 Minuten einköcheln lassen, dann mit Salz und viel schwarzem Pfeffer gut würzen. Die Sauce über die gekochten Spaghetti geben und mit frisch geriebenem Parmesan bestreuen.

Gemüsecurry mit Orangen

2 EL Maiskeimöl
1 Bund Frühlingszwiebeln, weisser und grüner Teil in 1 cm breite Ringe geschnitten
200 g Karotten, in dünne Stäbchen oder schräg in Rondellen geschnitten
1 TL Currypulver (nach Geschmack)
2 TL Vollkornmehl
200 ml Gemüsebouillon
750 g Gemüse (z.B. Lauch, Zucchini, Bohnen, Fenchel), in Längsstreifen oder Stäbchen geschnitten
2 Orangen
2 EL Sultaninen oder Korinthen
1 TL Vollrohrzucker
Salz, schwarzer Pfeffer

◆ In einer grossen Pfanne das Öl leicht erhitzen und die Zwiebel und Karotten darin leicht braten. Mit Currypulver und Vollkornmehl bestreuen und mit der Gemüsebouillon ablöschen.

◆ Das klein geschnittene Gemüse dazugeben, zudecken und je nach Gemüsesorten etwa 15 Minuten leise köcheln lassen.

◆ In der Zwischenzeit die Orangen grosszügig schälen, so dass keine weissen Häutchen mehr daran sind. Über einer Schüssel die Filets herauslösen und beiseite legen, den Rest der Orange gut ausdrücken. Die Sultaninen im Orangensaft einlegen.

◆ Sobald das Gemüse weich ist, die Sultaninen mit dem Orangensaft beigeben, kurz mitköcheln und mit Vollrohrzucker, Salz und Pfeffer abschmecken.

◆ Ganz zum Schluss die Orangenfilets vorsichtig unterziehen und sofort servieren. Die Orangenfilets können auch als Garnitur verwendet werden.

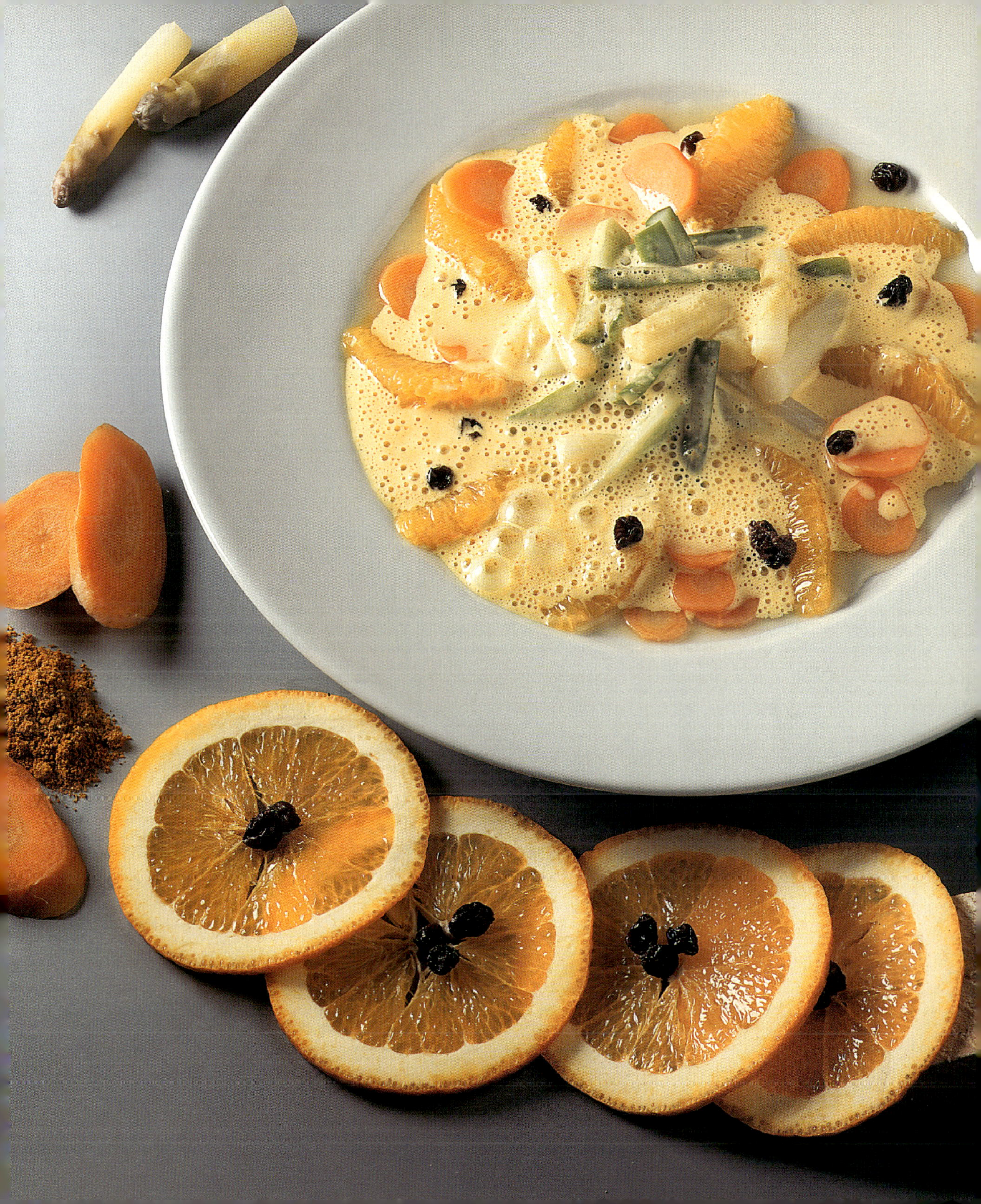

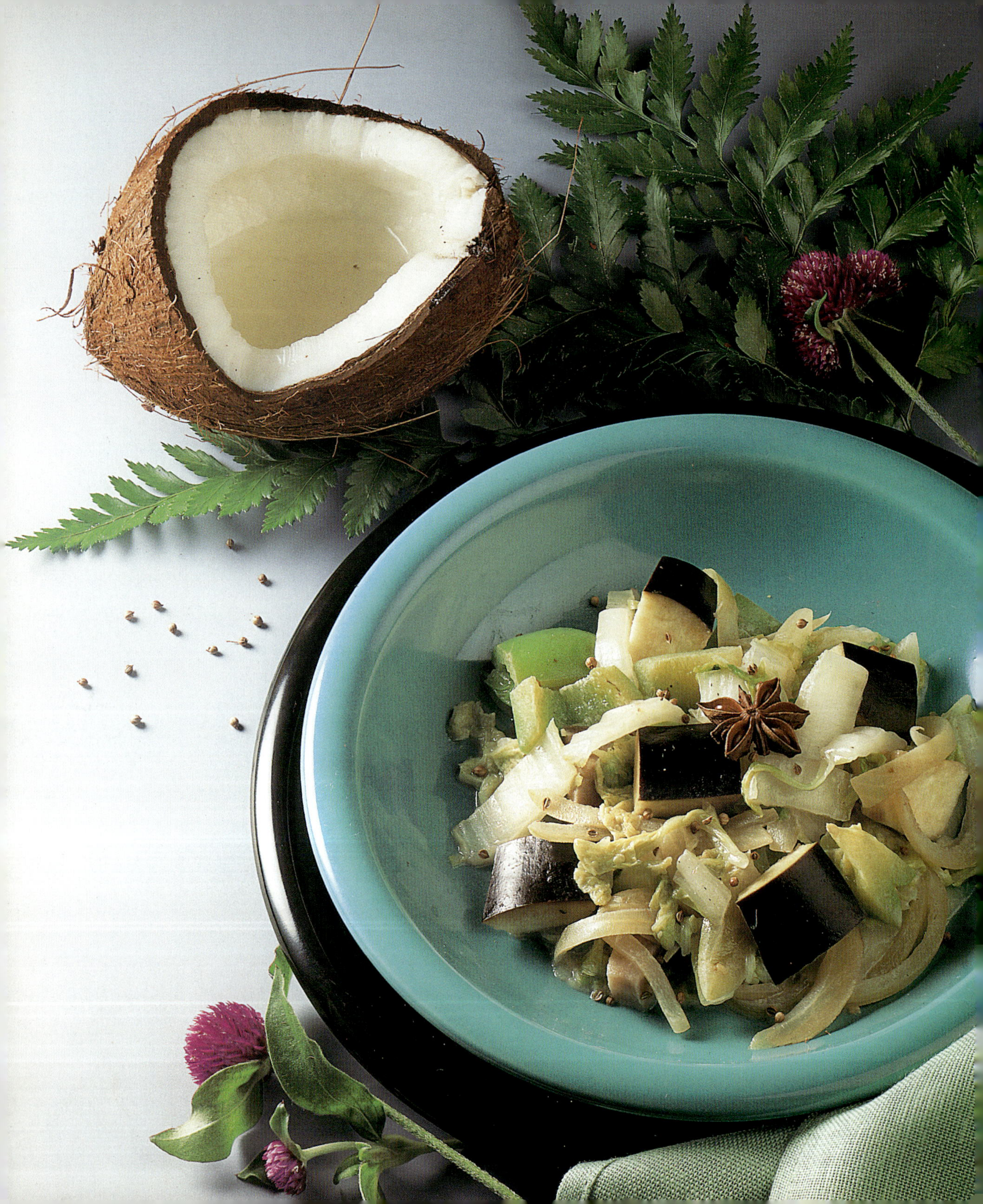

Gemüse in Kokosmilch

1 Zwiebel, fein gehackt
2 Knoblauchzehen, fein gehackt
2 EL Maiskeimöl

Gewürzmischung aus:
1 TL Laos (Galangawurzel)
1 Msp. Sambal Oelek
1 TL Ketumbar (Korianderpulver)
½ TL Djintan (Kreuzkümmel)
2 Blätter Daun Salam (indonesischer Lorbeer)
oder:
2 TL Currypulver
200 ml Kokosmilch oder 2 EL Kokosnusspaste (Kokosmark), mit 200 ml Wasser verrührt
1 Aubergine, in mittelgrosse Würfel geschnitten
1 grüne Peperoni (Paprika), in Streifen geschnitten
400 g Chinakohl, Wirsing oder Lattich, in breite Streifen geschnitten
Salz

◆ Zwiebel und Knoblauch im heissen Öl dünsten, die Gewürze beigeben und kurz mitdämpfen.
◆ Mit der Kokosmilch ablöschen, kurz aufkochen lassen und das klein geschnittene Gemüse beigeben.
◆ Etwa 10 Minuten köcheln lassen, bis das Gemüse weich ist. Salzen.

Tip: Passt wunderbar zu Reis oder gekochtem Couscous.

Gemüseblinis

125 g Vollkornmehl
125 g Buchweizenmehl
300 ml Milch
2 Eier
15 g Hefe
1 TL Salz
400 g Zucchini, auf der Röstiraffel geraspelt, oder ein anderes rasch kochendes Gemüse
Schnittlauch, fein gehackt

Öl-Butter-Mischung zum Ausbacken

◆ Alle Zutaten zu einem Teig mischen und mindestens 10 Minuten ruhen lassen.
◆ In einer Bratpfanne 1 Esslöffel Öl und 1 Esslöffel Butter erhitzen und mit der Schöpfkelle wenig von der Teigmasse in die Pfanne geben, flach drücken und auf beiden Seiten langsam ausbacken. So weiterfahren, bis der ganze Teig aufgebraucht ist.

Tip: Zu den Gemüseblinis passt gut eine Sauerrahmsauce oder Joghurtsauce mit Kräutern.

Zusammen mit einem Salat ist dies eine vollständige Mahlzeit.

Gebratene Zucchini mit Pfefferminze

400 g Zucchini, in 3 mm dicke Scheiben geschnitten
2 EL Vollkornmehl (oder etwas mehr)
½ Bund frische Pfefferminze (oder getrocknete aus dem Teebeutel), fein gehackt
2 EL Parmesan, gerieben
1 Ei, verquirlt
je 1 EL Butter und Maiskeimöl

- Die Zucchinischeiben salzen und pfeffern.
- Das Vollkornmehl mit der Pfefferminze und dem geriebenen Parmesan gut vermischen.
- Die Zucchinischeiben zuerst im Ei wenden, dann in der Mehlmischung panieren und in der heissen Butter-Öl-Mischung auf beiden Seiten braten.

Tip: Dies ist eine wunderbare Gemüsebeilage zu Lammkoteletts oder zu Risotto.

Fritiertes Gemüse

Ausbackteig:
80 g Vollkornmehl
100 ml Weisswein
1 Eigelb
1 Msp. Backpulver
2 EL Kürbiskerne (fakultativ)
2 Eiweiss, steif geschlagen

verschiedene Gemüse, z.B. Selleriestangen, Zucchini, Karotten, Peperoni (Paprika)
Fritieröl (Sojaöl, Erdnussöl oder Kokosfett)

- Die Teigzutaten, bis auf das Eiweiss, im Mixer mischen. Den Teig in eine flache kleine Schüssel geben. Das steif geschlagene Eiweiss darunter ziehen.
- Den Teig 15 Minuten quellen lassen.
- In der Zwischenzeit die Gemüse zurechtschneiden, die Selleriestangen in fingerlange Stücke, Zucchini und Karotten in Scheiben, Peperoni in Streifen.
- In einer Sauteuse – oder noch besser in der Friteuse – etwa 2 cm hoch Fritieröl erhitzen.
- Die Gemüsestücke im Teig wenden und portionenweise 3–4 Minuten im Öl ausbacken. Auf Haushaltpapier abtropfen lassen.

Tip: Wunderbar passt dazu eine griechische Joghurtsauce mit Knoblauch (Tzatziki), siehe Rezept Seite 53.

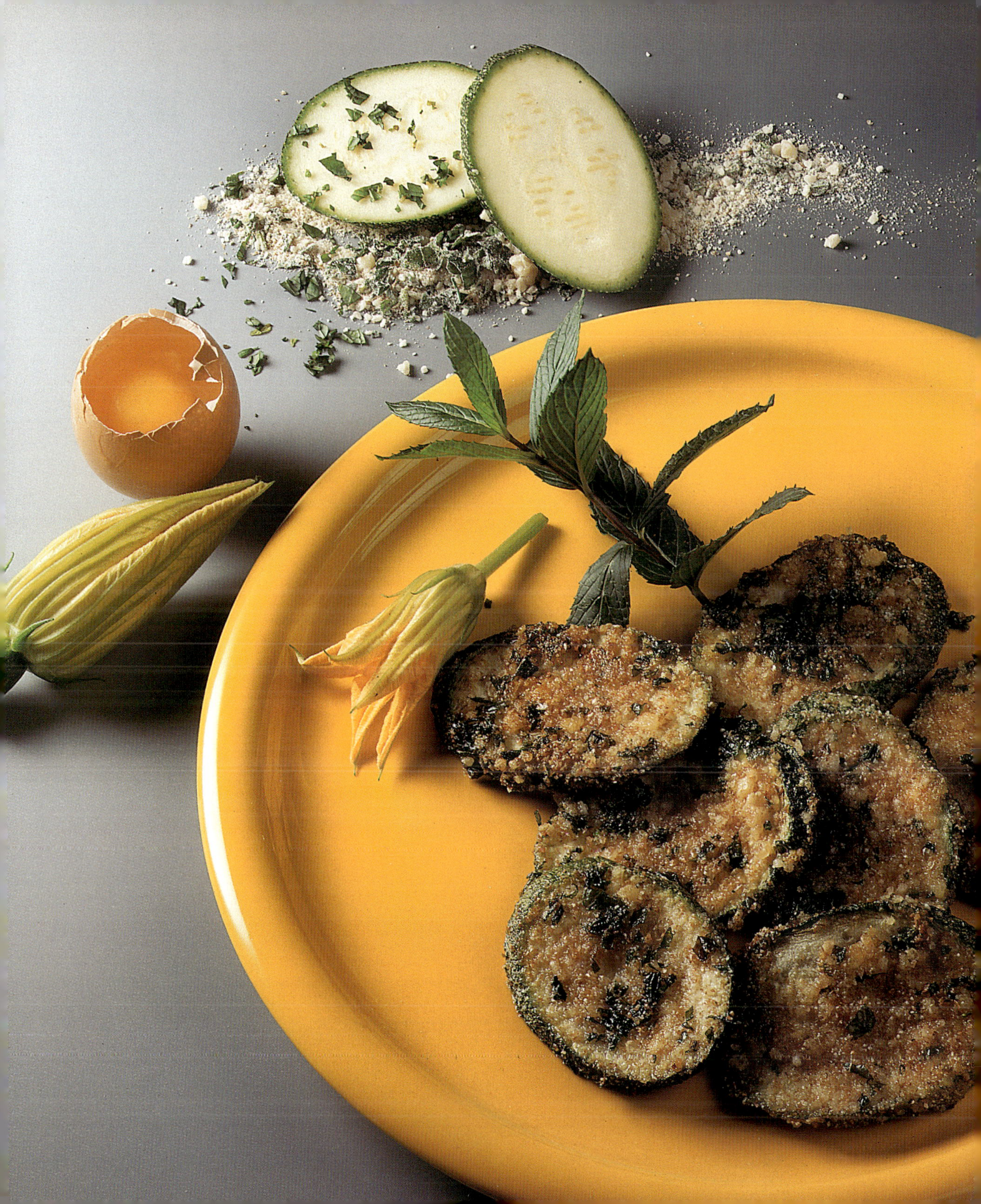

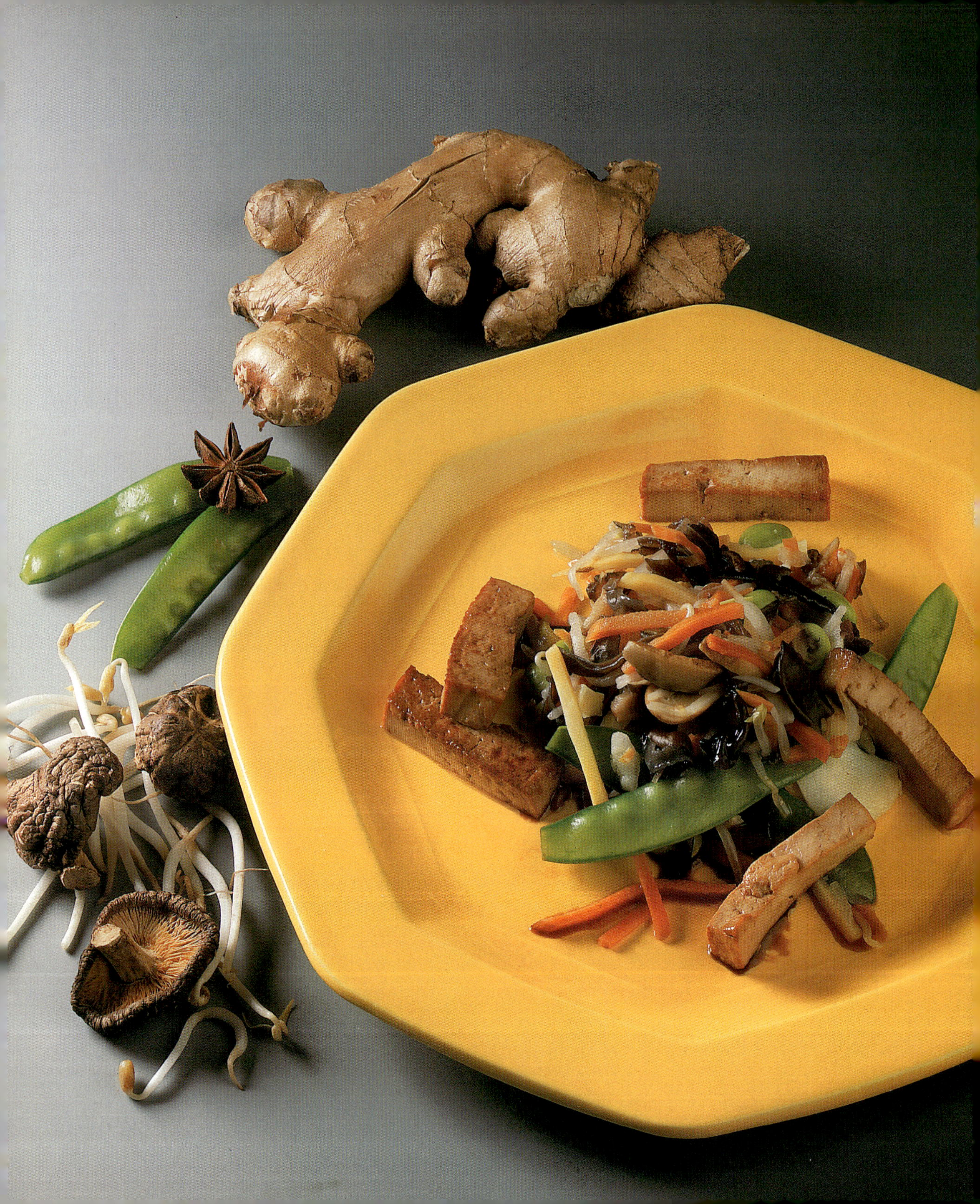

Orientalisches Gemüse mit Tofu oder Fleisch

400 g Tofu (wenn möglich biologischer aus dem Reformhaus), grob gewürfelt oder Pouletbrüstchen, in Streifen geschnitten
8 EL Sojasauce
4 EL Maiskeimöl
600 g orientalische Gemüsemischung, tiefgekühlt
wenn möglich etwas frischer Ingwer, gerieben
nach Belieben etwas Sambal Oelek

◆ Die Tofuwürfel oder Fleischstreifen in die Sojasauce geben, gut darin wenden und 5 Minuten marinieren. Herausnehmen, die Sojasauce bereithalten.

◆ Eine Bratpfanne stark erhitzen, das Maiskeimöl hineingeben und die Tofwürfel oder Fleischstreifen darin kräftig anbraten, dann das Gemüse und eventuell den frischen Ingwer dazugeben und ebenfalls gut mitbraten. Mit der Sojasauce ablöschen und das Gemüse knackig köcheln.

◆ Nach Belieben etwas Sambal Oelek beigeben. Falls nötig, mit etwas Sojasauce oder Salz nachwürzen. Wenn kein Sambal verwendet wird, gut pfeffern.

Tip: Sie können auch selbst die Gemüsemischung zusammenstellen: Karotten, Zwiebeln, Peperoni (Paprika) und Chinakohl oder andere Gemüse in feine Streifchen schneiden und nach Belieben Sojabohnensprossen und ein paar eingeweichte chinesische Mu-Err-Pilze dazugeben.

Rosenkohlcurry

2 EL Maiskeimöl
1 Zwiebel, fein gehackt
750 g Rosenkohl, geputzt, Strunk kreuzweise eingeschnitten
500 g Karotten, in dünne, 4 cm lange Stäbchen geschnitten
ca. 2 EL Curry, je nach Schärfe
¼ l Rahm
Vollmeersalz
Akazienhonig
2 EL Sonnenblumenkerne oder Mandelsplitter

◆ Das Maiskeimöl in einem grossen, hohen Topf leicht erhitzen und die Zwiebel darin weich dünsten.

◆ Das Gemüse dazugeben, gut mischen und zugedeckt bei ganz kleiner Hitze etwa 15 Minuten dünsten. Falls die Flüssigkeit dabei verdampft, wenig Wasser zugeben. Den Deckel abnehmen und noch verbliebene Flüssigkeit verdampfen lassen.

◆ Den Curry darüber streuen und kurz mitschwitzen, dann sofort mit dem Rahm ablöschen und leicht köcheln lassen, bis der Rahm sämig und das Gemüse bissfest ist.

◆ Mit Salz und eventuell ganz wenig Akazienhonig abschmecken.

◆ Die Sonnenblumenkerne oder Mandelsplitter in wenig Fett rösten und über das Gemüsecurry streuen.

Fischgerichte

Crêpes, gefüllt mit Fischfilets und Gemüse

Crêpes:
2 Eier
¼ l Milch
1 EL Maiskeimöl
125 g Vollkornmehl
1 Prise Salz

Füllung:
200 g Kefen (Zuckerschoten), geputzt
200 g Lauch, in Stücke von der Länge der Kefen geschnitten
250 g Fischfilets (z. B. Salm, Goldbutt, Turbotin/Steinbutt), in Streifen geschnitten

Sauce:
1 EL Balsamicoessig
3 EL Olivenöl extra vergine
Salz, Pfeffer

◆ Alle Zutaten zu den Crêpes im Mixer mischen und etwas ruhen lassen.
◆ Das Gemüse über Dampf knackig garen.
◆ Sobald das Gemüse fast gar ist, etwas zur Seite schieben und die Fischstreifen ebenfalls auf dem Dampfsieb kurz mitgaren. Salzen und etwas pfeffern.
◆ In der Zwischenzeit in einer beschichteten Pfanne 4 dicke oder 8 sehr dünne Crêpes backen. Zu Vierteln zusammenschlagen und mit dem Gemüse und den Fischstreifen füllen.
◆ Für die Sauce Essig und Öl mit einer Gabel gut verquirlen, mit Salz und Pfeffer abschmecken und über das Gemüse und den Fisch träufeln.

Meeresfrüchtesalat

1 Sepia am Stück (250–300 g)
1 Kalmar am Stück (250–300 g)
200 g Pulpo am Stück oder Moscardini (kleine Pulpo)
170 g Baudroie, mundgerecht geschnitten
8 rohe Crevetten (80–100 g), geschält
400 ml Weisswein
700 ml Wasser

Sauce:
1 TL Dijon-Senf
1½ Zitronen, Saft
1 EL Weissweinessig
100 ml Olivenöl
½ TL Sambal Oelek
Salz, schwarzer Pfeffer
3 grosse Knoblauchzehen, gepresst
1 Bund glatte Petersilie, fein gehackt

½ rote Peperoni (Paprika), in feine Streifchen geschnitten
2 Stangenselleriestangen sowie Kraut von 1 Stange, fein gehackt
1 Tomate, entkernt, klein gewürfelt
12 schwarze Oliven

Fleisch- und Fischgerichte sind besonders säurelastig. Deshalb gilt: Die besten Beilagen dazu sind Kartoffeln, die besonders basisch sind, oder zumindest immer eine grosse Portion Gemüse oder Salat dazu servieren!

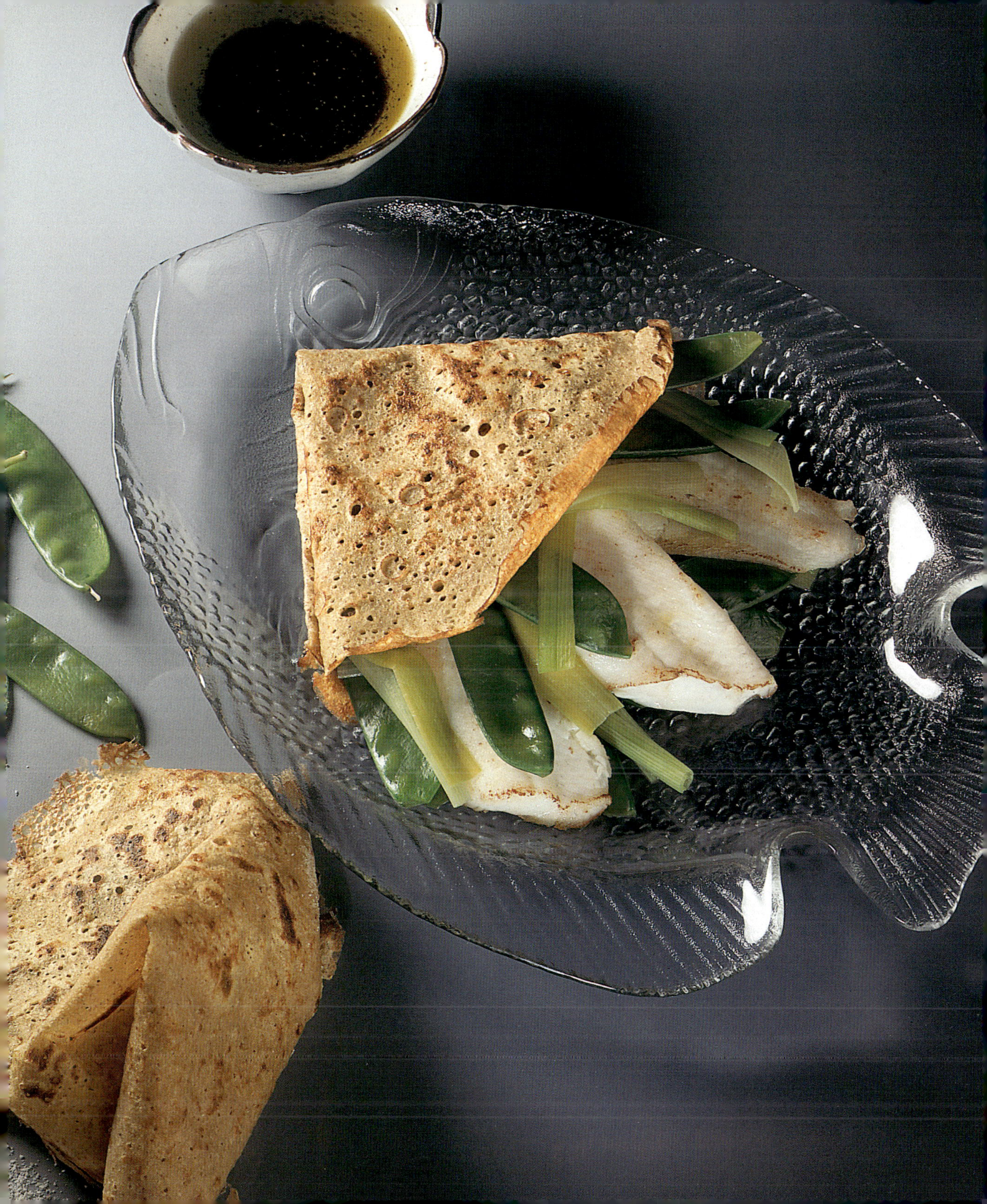

◆ Bei Sepia, Kalmar und Pulpo den Kopf mit den Armen vom Körper abschneiden. Den Körpersack innen gut reinigen und ausspülen, die Arme abschneiden, den Kopf wegwerfen.

◆ Weisswein und Wasser zusammen aufkochen. Arme und Körpersack von Sepia, Kalmar und Pulpo darin 30 Minuten kochen. Kleinere Teile erst nach 10 Minuten Kochzeit beigeben. Dann herausheben und in schmale Streifen schneiden (den Kochsud für einen Risotto aufbewahren).

◆ In der Zwischenzeit den Baudroie zusammen mit den Crevetten 2–3 Minuten über Dampf garen.

◆ Für die Sauce alle Zutaten mischen und kräftig abschmecken. Die Meeresfrüchte beifügen und mindestens 30 Minuten darin ziehen lassen.

◆ Vor dem Servieren das klein geschnittene Gemüse darunter mischen und die Oliven darüber streuen.

Wird dieser stark säurehaltige Meeresfrüchtesalat als Vorspeise serviert, sollte der Hauptgang danach unbedingt vegetarisch sein. Als Hauptgang auf reichlich Blattsalat anrichten.

Fischfilets mit Fenchelsauce

2 kleine Fenchelknollen, in ganz feine Streifen geschnitten oder geraspelt
2 Fischfilets, am besten Dorschfilets royal, von ca. 120 g
200 ml Weisswein
200 ml Rahm
Salz, weisser Pfeffer
1 TL Maisstärke
1 Msp. Safranpulver

◆ Den Backofen auf 200 Grad vorheizen.

◆ Den Fenchel in einer Gratinform verteilen. Die Fischfilets darauf legen und mit Salz und weissem Pfeffer würzen. Die Hälfte des Weissweins mit dem Rahm verrühren und darüber giessen.

◆ Im vorgeheizten Ofen 10–12 Minuten (je nach Dicke der Fischfilets) garen.

◆ Aus dem Ofen nehmen. Die Fischfilets auf eine Platte legen und im ausgeschalteten Ofen warm stellen.

◆ Den Garfond gut durchmixen und durch ein Sieb passieren.

◆ Die Sauce in einem kleinen Pfännchen aufkochen. Die Maisstärke im restlichen Weisswein auflösen, hinzugeben und aufkochen. Mit Safran verfeinern und mit Salz und Pfeffer abschmecken. Die Sauce um die angerichteten Fischfilets giessen.

Tip: Besonders fein wird diese Sauce, wenn am Schluss noch ein paar Tropfen Whisky beigefügt werden.

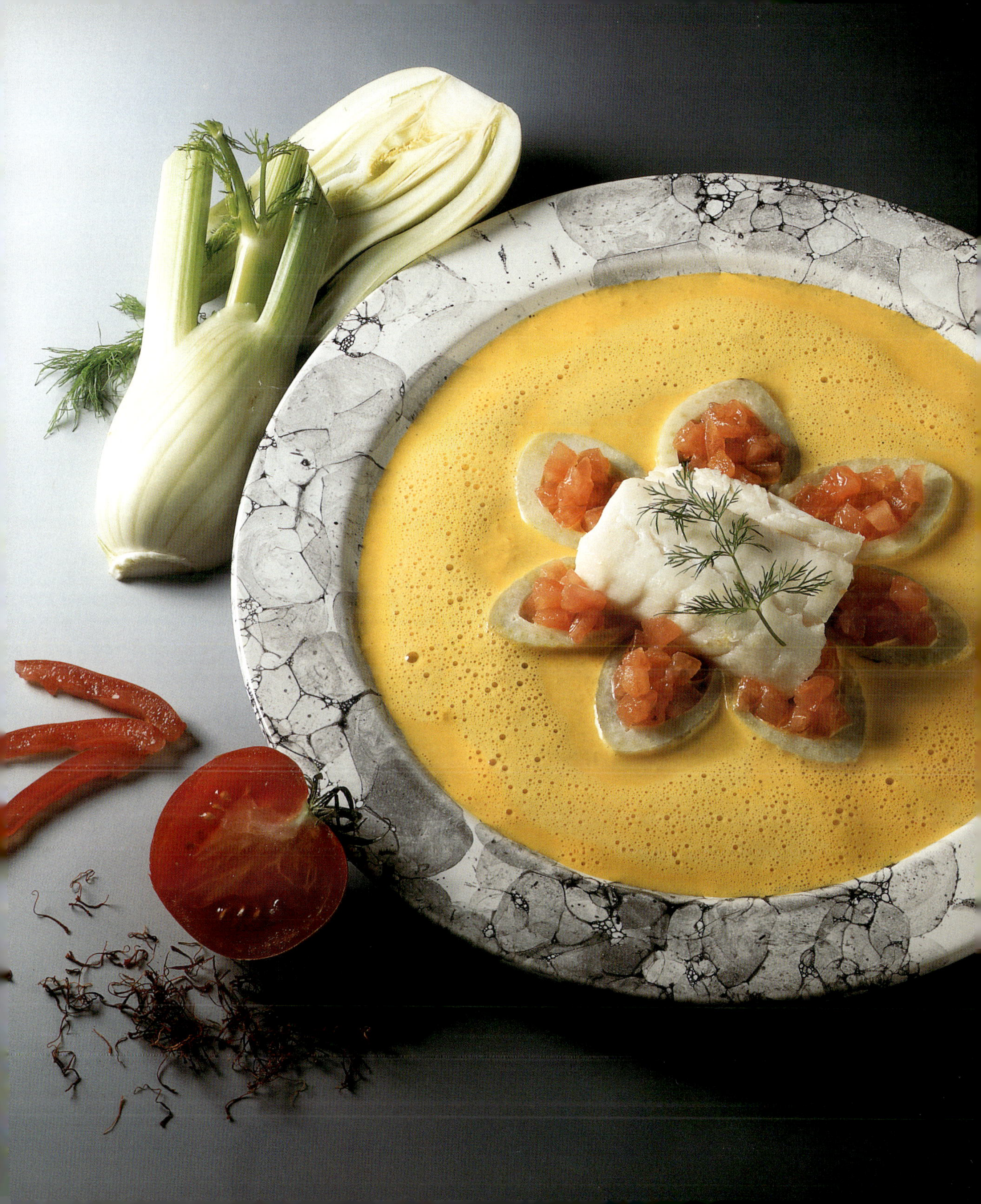

Lachsfilet mit Gemüse an Rahmsauce

400 g Lachsfilet, in feine Schnitzel geschnitten
1 EL Butter
1 rote Peperoni (Paprika), in kleine Würfel geschnitten (oder kleine Karotten- oder Tomatenwürfel)
200 ml Weisswein
200 ml Rahm
1 TL Gemüsebouillonpulver
½ EL Oliven- oder Maiskeimöl
6 Frühlingszwiebeln, längs geviertelt
100 g Erbsen, tiefgekühlt (oder ein anderes schnell kochendes grünes Gemüse, klein gewürfelt)
1 EL Honigsenf mit Senfkörnern (oder normaler Senf mit etwas Akazienhonig oder einer Prise Zucker)
Salz, weisser Pfeffer

◆ Die Lachsschnitzel in eine Gratinform legen. Leicht salzen.

◆ Den Backofen auf 250 Grad Oberhitze oder Grillstufe einstellen.

◆ Die Butter in einer Sauteuse zergehen lassen, die Peperoni darin andünsten, mit Weisswein ablöschen und 5 Minuten köcheln lassen.

◆ Den Rahm beigeben und nochmals 5 Minuten köcheln lassen. Mit dem Gemüsebouillonpulver abschmecken.

◆ Die Frühlingszwiebeln im Olivenöl kurz anbraten. Warm stellen.

◆ Die Erbsen in die Sauce geben, kurz mitköcheln lassen und mit Senf, Salz und Pfeffer abschmecken.

◆ Die Lachsschnitzel im vorgeheizten Ofen von oben kurz garen (etwa 2 Minuten). Auf Teller geben und mit der Sauce übergiessen. Die Frühlingszwiebeln als Garnitur dazu legen.

Tip: Das Garen im Backofen ist nur dann sinnvoll, wenn Sie den Ofen noch anderweitig brauchen. Ansonsten können Sie die Lachsschnitzel auch ohne Öl in einer trockenen Teflonpfanne kurz auf beiden Seiten braten.

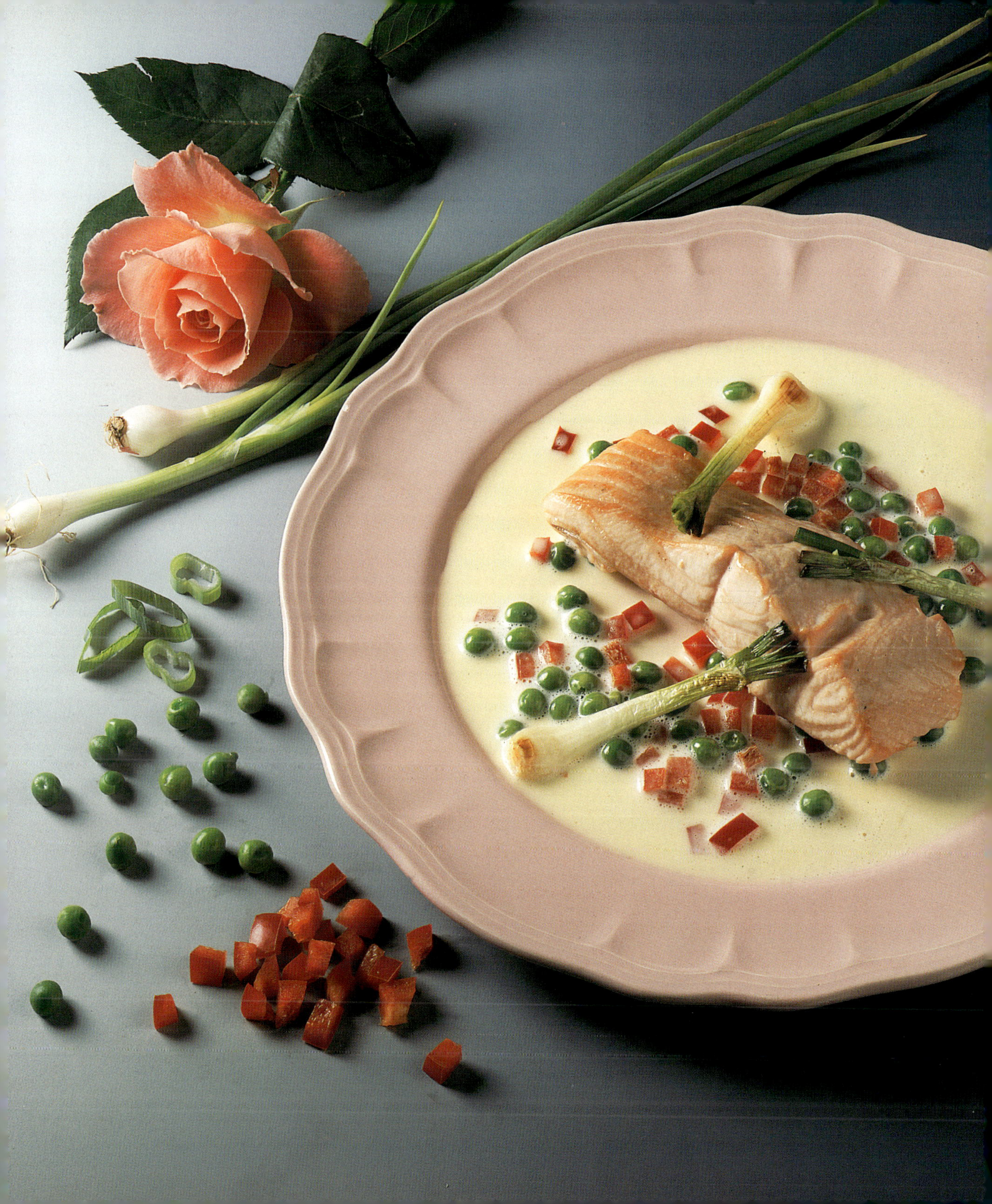

Goujon de Sole an grüner Pfeffersauce

600 g Seezungenfilets, quer in Streifen
von etwa 3 cm Dicke geschnitten

Sauce:
1 EL Butter
1 Knoblauchzehe, durchgepresst
2 EL Madeira
2 TL grüner Pfeffer aus dem Glas,
im Mörser oder mit dem Messer zerquetscht
300 ml Fischfond (fertig erhältlich)
100 ml trockener Weisswein
150 ml Doppelrahm oder Sauerrahm
Salz

◆ Zuerst die Sauce zubereiten: Die Butter in einer Bratpfanne erhitzen und den durchgepressten Knoblauch darin andünsten, mit dem Madeira ablöschen und den Pfeffer dazugeben. Einkochen lassen, bis kaum mehr Flüssigkeit vorhanden ist.
◆ Den Fischfond und den Weisswein dazugiessen und wiederum auf etwa die Hälfte einkochen lassen.
◆ Den Rahm dazugeben und nochmals etwas einkochen lassen. Mit Salz abschmecken und warm halten.
◆ Die Fischfiletstreifchen über Dampf garen (ca. 2–4 Minuten, bis sie nicht mehr glasig sind), auf eine vorgewärmte Platte geben, leicht salzen und mit der Sauce übergiessen.

Tip: Mit einer grossen Portion über Dampf gekochtem Gemüse und etwas Reis servieren.

Fischfilets aus dem Ofen

400–600 g Fischfilets (am besten dicke Stücke, wie Lachs, Kabeljau, Lyr)
Butter für die Form
1 Zitrone, längs halbiert, dann quer in dünne Scheiben geschnitten
100 ml Weisswein
1 Zitrone, abgeriebene Schale
1 Bund Petersilie, Schnittlauch oder Dill, fein gehackt
100 ml Sauerrahm oder Doppelrahm

◆ Den Backofen auf 180 Grad vorheizen.
◆ Die Fischfilets in dicke Würfel schneiden (dünnere Fischfilets rollen), salzen und etwas pfeffern. In die ausgebutterte Gratinform legen.
◆ Die Zitronenscheiben zwischen die Fischstücke stellen (Schale nach oben).
◆ Den Weisswein über den Fisch träufeln, die abgeriebene Zitronenschale und die gehackten Kräuter darüber streuen. Auf jedes Fischstück 1 Teelöffel Sauerrahm geben.
◆ Im vorgeheizten Ofen etwa 15 Minuten dünsten.

Tip: Eine grosse Portion Gemüse und Reis dazu servieren.

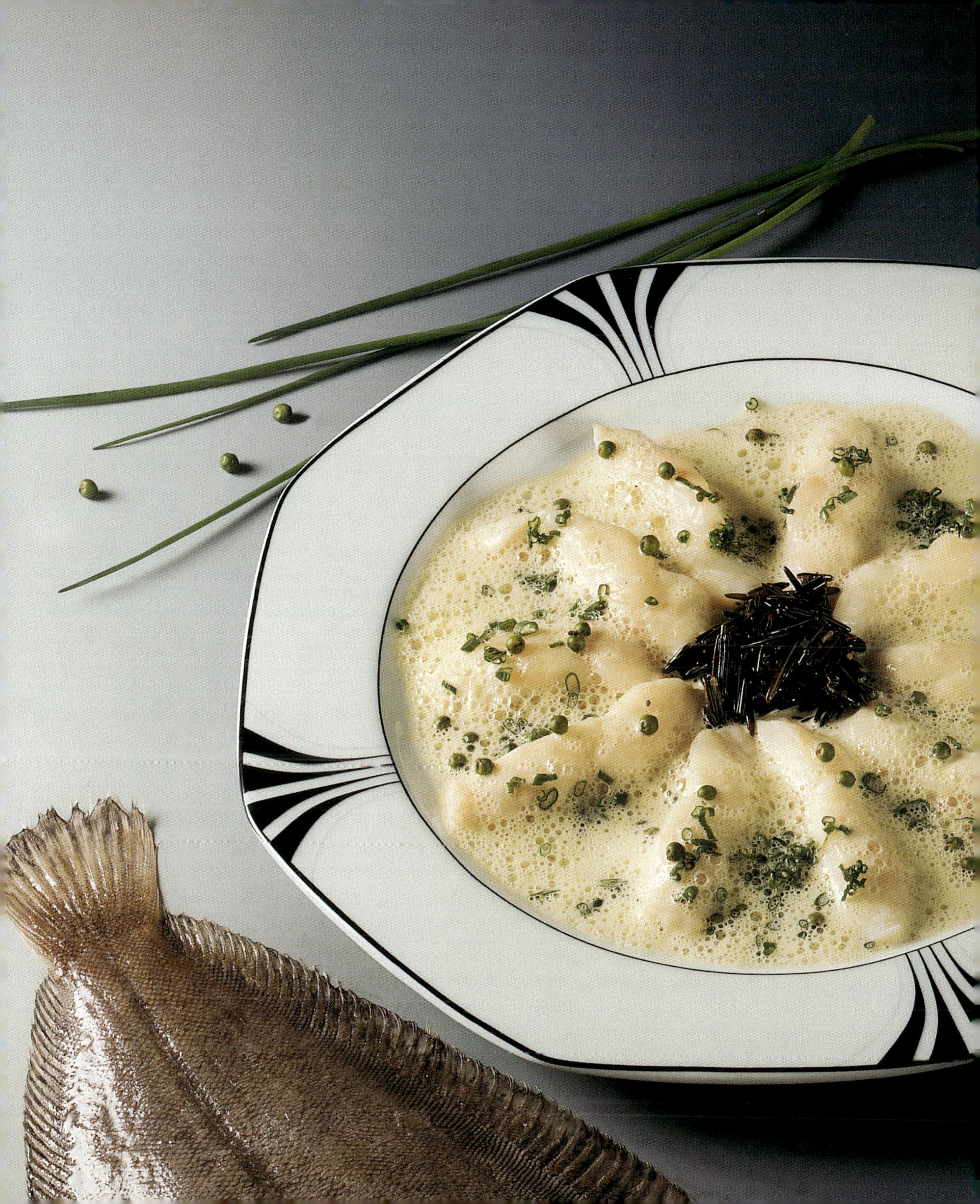

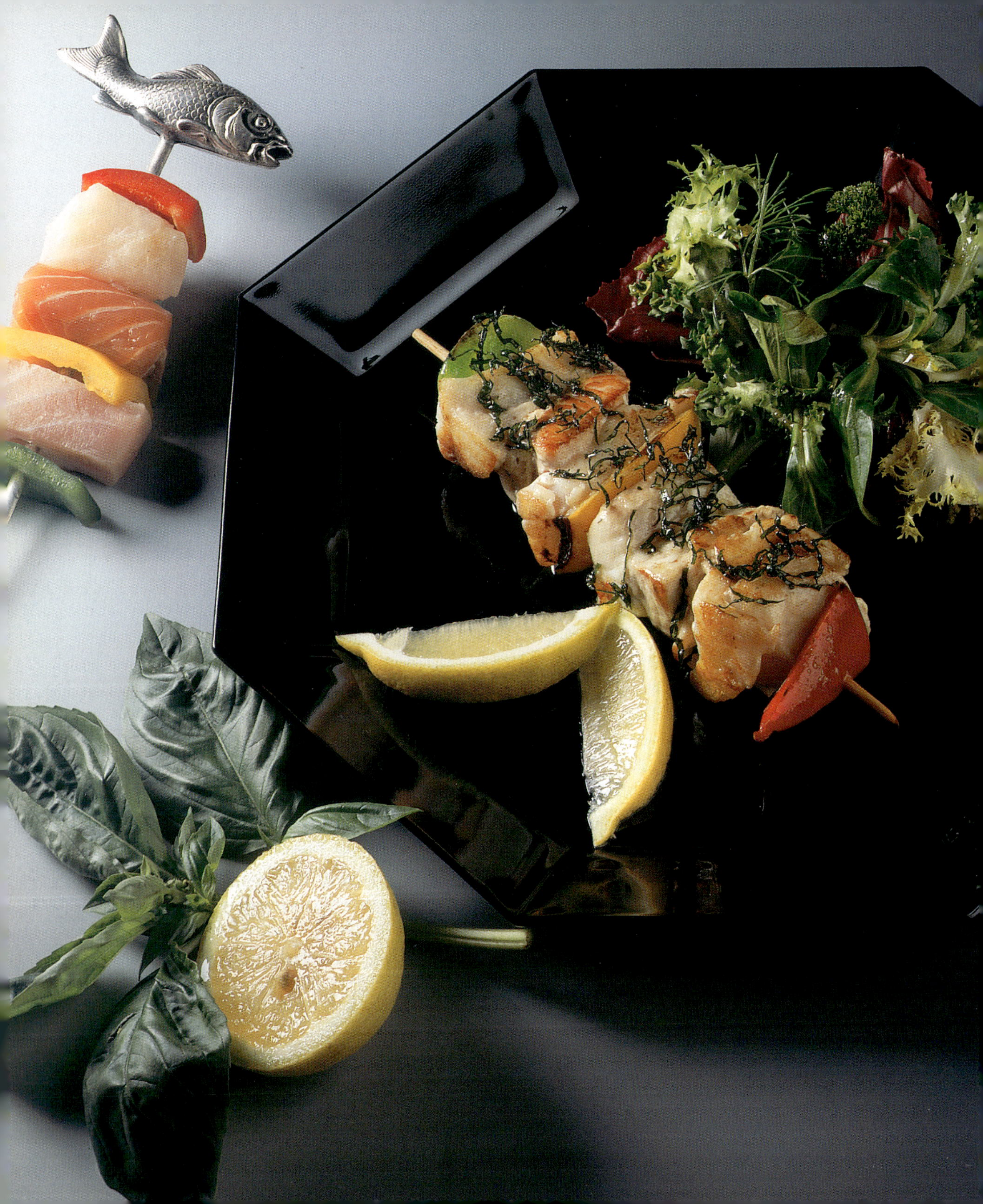

Fischspiess mit Basilikumbutter

4 Fischspiesse (fertige vom Fischhändler oder selbst zusammengestellt)
2 EL Olivenöl
4 EL Butter
1 Bund Basilikum, in feine Streifchen geschnitten
Salz, Pfeffer

◆ Die Fischspiesse im Olivenöl auf allen vier Seiten braten. Salzen und pfeffern.
◆ In einem kleinen Pfännchen die Butter schmelzen und das fein geschnittene Basilikum kurz darin schwenken. Die Basilikumbutter über die Fischspiesse giessen.

Tip: Die Butter kann man selbstverständlich auch mit jedem anderen Kräutlein aromatisieren und daraus eine Zitronenmelissenbutter, eine Kerbelbutter, Schnittlauchbutter oder Sauerampferbutter machen.

Die Fischspiesse mit einer grossen Portion über Dampf gegartem Gemüse und Kartoffeln oder Reis servieren.

Reis mit Thon

2 EL Maiskeimöl
1 Zwiebel, fein gehackt
2 Zucchini, in feine Stücke geschnitten
200 ml Gemüsebouillon oder Weisswein
1 grosse Büchse (ca. 200 g) Thunfisch, gut abgetropft
200 g Reis, gekocht (Trockenreis)
Salz, Pfeffer

◆ Die Zwiebel im heissen Öl dünsten, die Zucchini beigeben und kurz mitdünsten. Mit Gemüsebouillon oder Weisswein ablöschen und zugedeckt knackig weich garen.
◆ Den Thunfisch in grobe Stücke zerpflücken und beigeben, kurz mitkochen.
◆ Den gekochten Reis beigeben und ebenfalls mitköcheln lassen. Mit Salz und Pfeffer abschmecken und nach Belieben noch etwas kalte Butter unterziehen.

Tip: Dieses Rezept ergibt ein wunderbares Eintopfgericht!

Grillierte Scampi mit Limonenvinaigrette

16 Scampischwänze (Langustinen)
mit der Schale oder Riesencrevetten
2 EL Olivenöl
Salz, Pfeffer

Vinaigrette:
1 Limone, Schale (mit dem Zestenreisser)
in dünne Streifchen geschnitten und
ausgepresster Saft
100 ml Olivenöl extra vergine
1 EL Schnittlauch, fein geschnitten

◆ Den Backofen auf grösstmögliche Oberhitze stellen, wenn möglich Grillstufe.

◆ Die Scampischwänze auf der Bauchseite längs einschneiden, aber nicht durchschneiden, den Darm entfernen und die beiden Hälften etwas flach drücken. In eine Gratinform legen, mit etwas Olivenöl beträufeln, mit Salz und Pfeffer würzen und 4–6 Minuten im vorgeheizten Backofen grillieren.

◆ Für die Vinaigrette die Limonenstreifen mit etwas Limonensaft, dem Olivenöl und Schnittlauch verrühren und mit Salz und Pfeffer gut abschmecken.

◆ Die Scampi auf Tellern schön anrichten und mit der Limonenvinaigrette beträufeln.

Tip: Eine grosse Portion Gemüse, über Dampf gegart, und einen Weissweinreis dazu servieren.

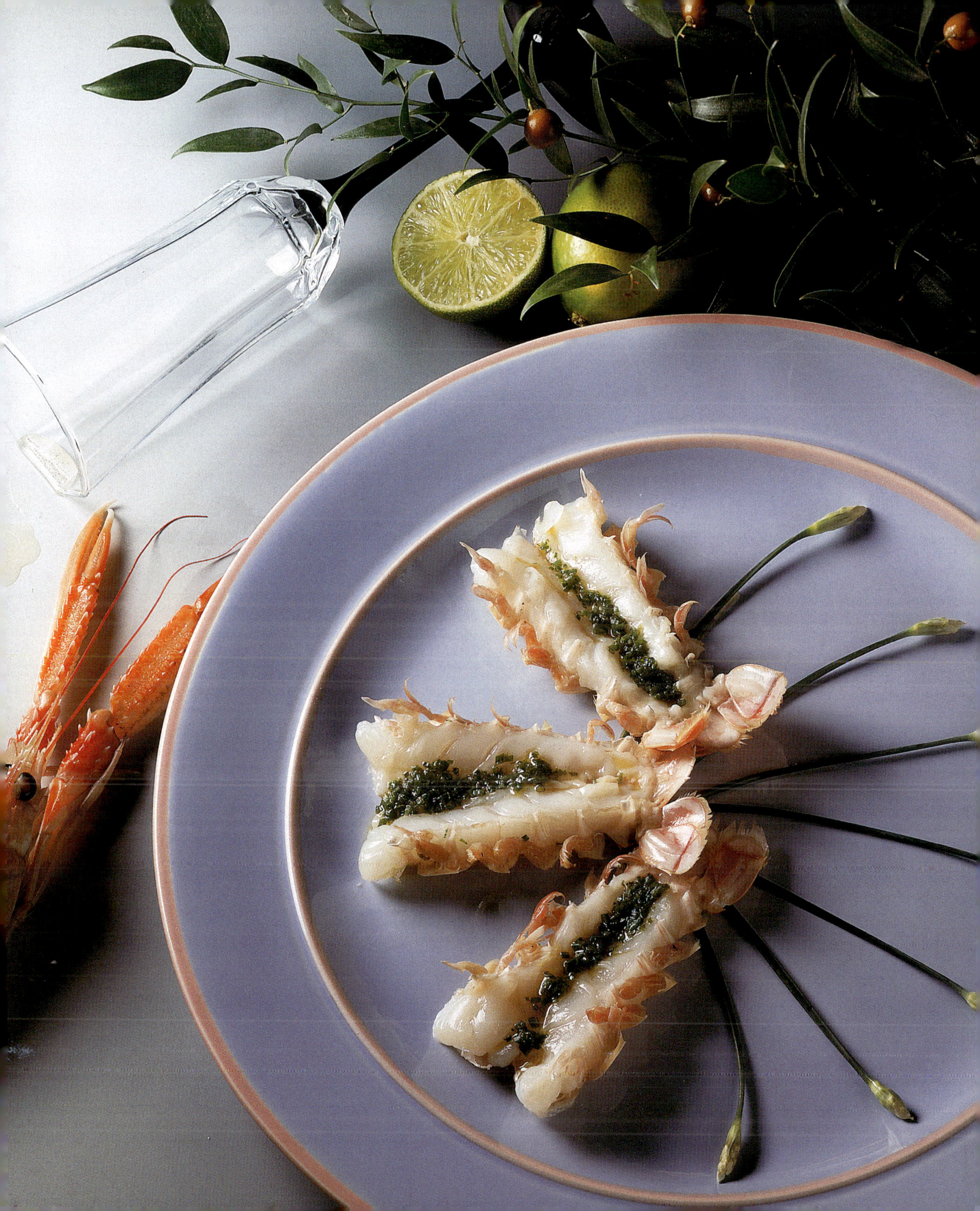

Desserts

Quarkmousse mit Früchten

500 g Magerquark
200 g (ca. 6 EL) Akazienhonig
1 Prise Vanillepulver
¼ l Schlagrahm, steif geschlagen

Früchte (z. B. Himbeeren, Brombeeren)
zum Garnieren

◆ Den Quark mit dem Akazienhonig und dem Vanillepulver gut vermischen. Dann den steif geschlagenen Rahm darunter ziehen.

◆ Das Mousse mit Früchten nach Belieben anrichten.

Tip: Statt einem neutralen Quarkmousse kann man auch ein Früchte-Quarkmousse zubereiten. Dazu werden 500 g Früchte gemixt, falls nötig (bei Himbeeren, Brombeeren) durch ein Sieb gestrichen und zusammen mit 1 TL Zitronensaft, 3–4 EL Akazienhonig und 250 g Quark vermischt. Zuletzt wird ebenfalls ½ Liter steif geschlagener Rahm darunter gezogen.

Aus allen Früchten (ausser Kiwis) lässt sich nach diesem Rezept eine feine Mousse zubereiten. Kiwis darf man nicht im Mixer verarbeiten, da das Fruchtpüree sonst bitter wird; sie müssen von Hand durch das Passiergerät (Passevite) gepresst werden.

Desserts sind in der Regel fast immer sauer. Besonders für Menschen, die bereits übersäuert sind, gilt daher: lieber meiden oder nur ganz wenig davon essen!

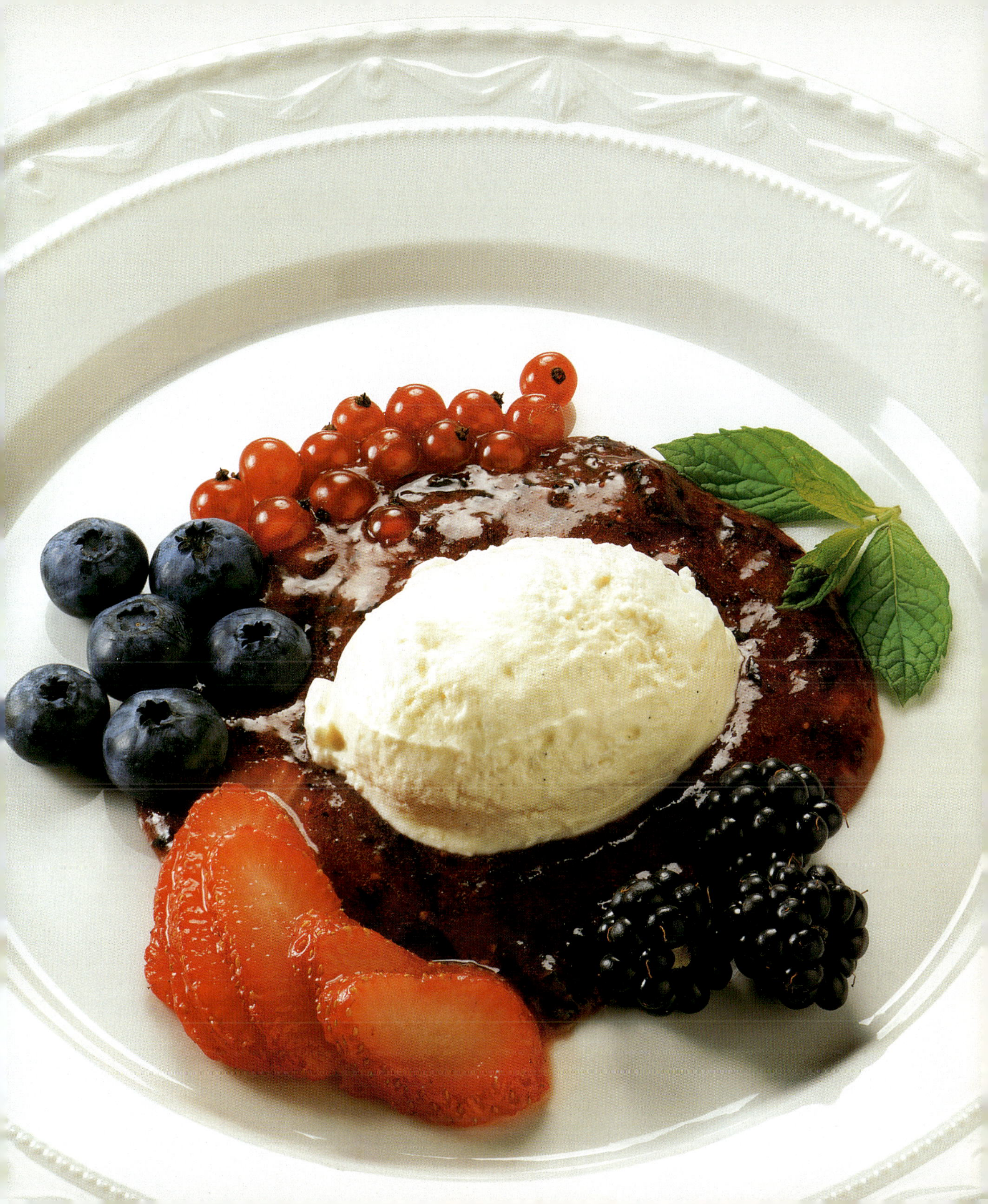

Feigen in Orangensauce

12 reife blaue und grüne Feigen
2 Orangen, wenn möglich ungespritzt
125 g Akazienhonig
2 EL Zitronensaft
125 ml süsser Sherry oder Marsala
2 Zimtstangen
100 g Mascarpone oder steif geschlagener Rahm

◆ Die Feigen halbieren und die Schale mehrmals mit einer Gabel einstechen.

◆ Von ungespritzten Orangen die Schale mit dem Zestenreisser dünn abschälen und den Saft auspressen; gespritzte zuvor kurz in kochendem Wasser überwallen.

◆ Den Akazienhonig zu hellbraunem Karamel kochen, mit dem Orangensaft und dem Zitronensaft ablöschen und kochen, bis sich das Karamel auflöst. Den Sherry, die Zimtstangen und die Orangenschalen beigeben und einmal kurz aufkochen. Die Sauce heiss über die Feigen giessen und über Nacht in den Kühlschrank stellen.

◆ Die Feigen aus dem Sud nehmen und auf Tellern anrichten. Den Sud nochmals etwas einkochen und über die Feigen giessen. Mit einem grossen Tupfer Mascarpone oder Schlagrahm garnieren.

Tip: Dieses Feigendessert kann sowohl heiss wie kalt serviert werden.

Apfelkompott mit Quarkcreme

500 g säuerliche Äpfel
½ TL Naturvanille (Reformhaus) oder
½ Vanilleschote, aufgeschlitzt
50 ml Weisswein
1–2 EL Akazienhonig
½ TL abgeriebene Zitronenschale

Quarkcreme:
2 Eigelb
3–5 EL Akazienhonig
1 Prise Naturvanille
300 g Magerquark
200–300 ml Vollrahm, steif geschlagen

75 g Vollkornbiskuits
evtl. 3 EL Williamsschnaps oder Calvados
etwas Zimtpulver

◆ Die Äpfel schälen, vierteln, entkernen und in dicke Scheiben schneiden. Zusammen mit der Vanille(schote), dem Weisswein, Honig und Zitronenschale zugedeckt bei milder Hitze etwa 10 Minuten köcheln. Die Äpfel sollten nicht zu weich werden. Im Sud erkalten lassen.

◆ Für die Creme die Eigelbe mit dem Akazienhonig und der Vanille schaumig aufschlagen, den Magerquark dazugeben und glatt rühren. Zuletzt den steif geschlagenen Rahm sorgfältig darunter ziehen.

◆ Die Vollkornbiskuits grob zerkleinern und im Williams oder Calvados tränken.

◆ Lagenweise Apfelkompott, Vollkornbrösel und Quarkcreme in Coupegläser füllen. Mit wenig Zimtpulver bestreuen und mit Vollkornbiskuits servieren.

Tip: Dieses Rezept schmeckt auch wunderbar mit anderen Früchten.

Winterfruchtsalat

½ Ananas, in Scheiben geschnitten
3 Orangen, geschält, in Scheiben geschnitten
1 rosa Grapefruit, geschält, in Scheiben geschnitten
1 Banane, in Scheiben geschnitten
eventuell 100 g Trauben, in Scheibchen geschnitten

200 g (ca. 6 EL) Akazienhonig
¼ l Orangensaft
Grand Marnier oder Cointreau

500 g Trockenfrüchte (Aprikosen, Feigen, Datteln, Birnen, Äpfel, Pflaumen), klein geschnitten
100 g Baumnusskerne (Walnusskerne)

◆ Die Früchte dekorativ in einer grossen Schüssel oder in Dessertschalen auslegen.
◆ Den Honig zu einem dunklen Karamel kochen, mit ganz wenig Orangensaft (4–5 EL) ablöschen und die Baumnusskerne darin 3–4 Minuten kochen. Mit der Schaumkelle herausheben und auf ein Backpapier geben.
◆ Die Honigsauce mit Grand Marnier oder Cointreau abschmecken und etwas abkühlen lassen. Dann über die klein geschnittenen Trockenfrüchte giessen und diese mindestens 1 Stunde ziehen lassen. (Wenn es eilt, die Trockenfrüchte kurz in der Flüssigkeit aufkochen und noch 10 Minuten ziehen lassen.)
◆ Die Trockenfrüchte mit dem Saft über die Mitte des angerichteten Fruchtsalats verteilen und mit den karamelisierten Nüssen garnieren.

Tip: Mit den Nüssen können ein paar Orangenzesten mitkaramelisiert werden.

Griessschnitten mit Zwetschgen

½ l Milch
½ TL Naturvanille (Reformhaus)
2 EL Akazienhonig
50 g Butter
150 g Vollgriess
1 Eigelb

1 Eiweiss
2 EL Ahornsirup
100 g Pistazien, im Cutter fein gehackt

250 g Zwetschgen
50 ml Ahornsirup
1 Becher nordische Sauermilch, flüssig gerührt (oder 1 Becher Joghurt nature, mit 2 EL Rahm verrührt)

◆ Am Morgen oder am Vortag den Griess zubereiten (10 Minuten): Die Milch zusammen mit Vanille, Honig und Butter aufkochen, den Griess dazugeben und gut rühren, bis die Masse etwas dicklich wird. Den Topf vom Feuer nehmen und das Eigelb darunter mischen. Die Masse in eine gut gebutterte oder geölte Kastenform oder Rehrückenbackform füllen und mindestens 2 Stunden kühl stellen.

◆ Die Griessmasse aus der Form stürzen und in etwa 1 cm dicke Scheiben schneiden.

◆ Das Eiweiss mit 2 Esslöffeln Ahornsirup mischen, die Griessschnitten darin wenden, mit den Pistazien panieren und auf beiden Seiten braten.

◆ Die Zwetschgen halbieren und entsteinen. Den Ahornsirup aufkochen und die Zwetschgen hineinlegen. Nicht mehr kochen lassen!

◆ Auf Tellern hübsch anrichten und nach Belieben einen Klacks nordische Sauermilch dazugeben.

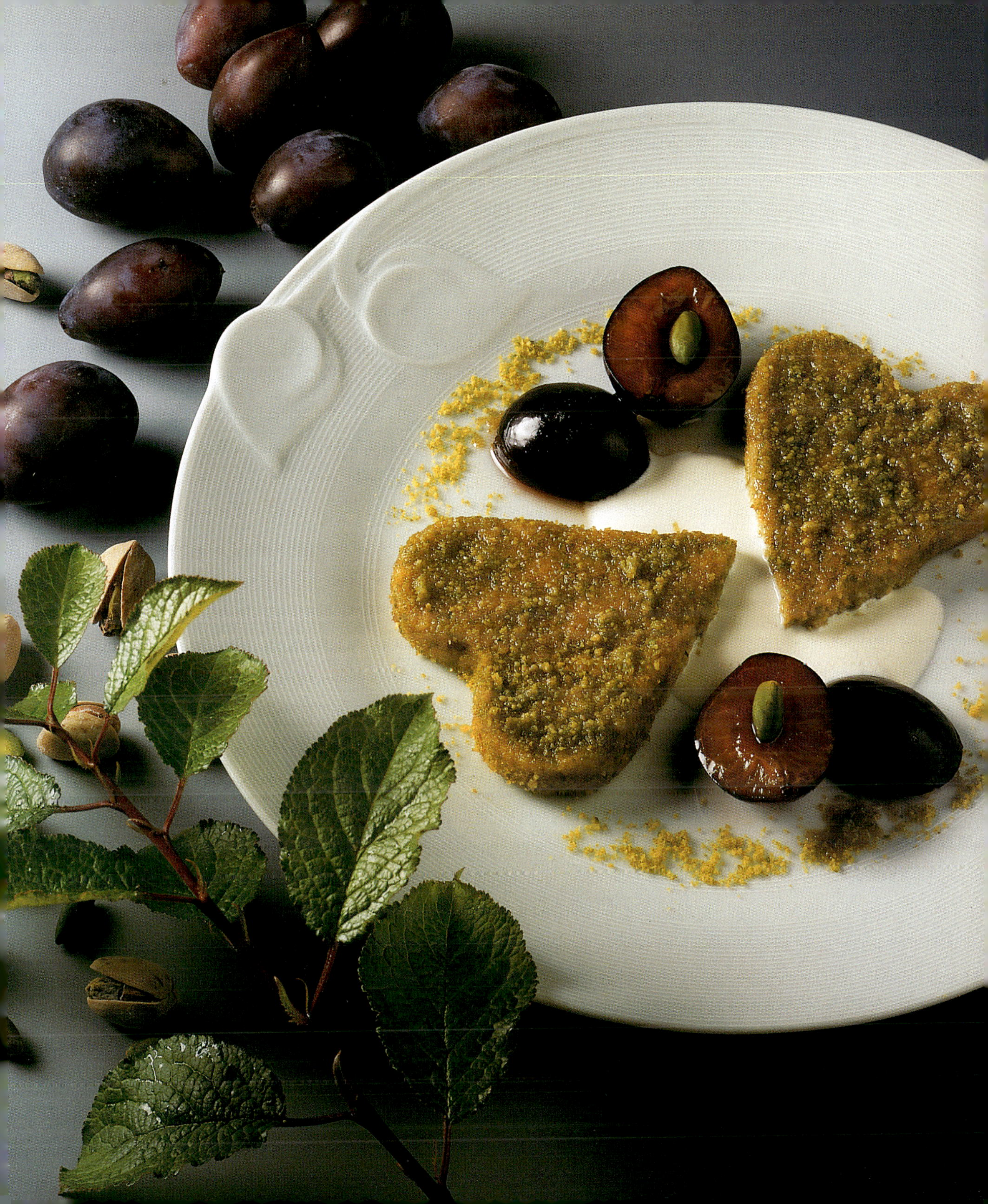

Mandelpudding mit Beerenkompott

Mandelpudding:
90 g Butter, weich
1 TL Zimtpulver
75 g Akazienhonig oder Vollrohrzucker
1 Prise Salz
4 Eier
125 g Mandeln, ungeschält, ganz fein gemahlen
75 g Vollkornzwieback, im Cutter fein gemahlen
15 g Vollkornmehl, ganz fein gemahlen
Butter und Zucker für die Form

Beerenkompott:
200 ml Orangensaft
2 TL (10 g) Maisstärke oder Pfeilwurzmehl oder 4 TL (20 g) Sago
100 g Akazienhonig oder Vollrohrzucker

500 g gemischte Beeren
2 Bananen, klein geschnitten

◆ Für den Mandelpudding die Butter mit Zimt, Honig und einer Prise Salz schaumig rühren. Die Eier nacheinander unterziehen. Dann die gemahlenen Mandeln, den Zwieback und das Mehl darunter rühren.

◆ Eine Puddingform mit Deckel oder kleine Metall-Puddingförmchen gut ausbuttern und mit Zucker ausstreuen. Die Puddingmasse einfüllen und im Wasserbad zugedeckt auf dem Herd oder im Backofen bei 180 Grad rund 1 Stunde (bei kleineren Förmchen nur 30 Minuten) garen.

◆ Die Puddingform auf ein Gitter stellen und etwas abkühlen lassen, dann auf eine Platte oder kleine Förmchen auf Dessertteller stürzen und, mit der Form bedeckt, ganz auskühlen lassen.

◆ Für das Beerenkompott den Orangensaft mit Maisstärke oder Pfeilwurzmehl verrühren und kurz aufkochen. Den Akazienhonig beifügen, dann die Beeren und Bananen und einmal kurz aufkochen lassen. Vom Herd ziehen und abkühlen lassen.

◆ Den grossen Pudding in Scheiben schneiden und mit etwas Beerenkompott und Schlagrahm anrichten.

Gestürzter Griesspudding

400 ml Milch
70 g Vollrohrzucker oder Akazienhonig
100 g Vollgriess
1 Prise Salz
4 Blatt Gelatine, in kaltem Wasser eingeweicht
3 Eigelb
1 Zitrone, abgeriebene Schale
3 Eiweiss, mit 1 Prise Salz steif geschlagen

Pistazien oder grob gehackte Nüsse oder Früchte/Beeren als Garnitur

- Die Milch mit dem Zucker zum Kochen bringen, den Griess einstreuen, die Prise Salz dazugeben und nochmals gut aufkochen lassen. Vom Herd ziehen und 10 Minuten ausquellen lassen.
- In der Zwischenzeit die Gelatine ausdrücken und im Wasserbad auflösen, dann zum Griessbrei geben und sehr gut verrühren.
- Die Eigelbe und die abgeriebene Zitronenschale darunter mischen und das steif geschlagene Eiweiss sorgfältig darunter ziehen.
- Die Masse in eine kalt ausgespülte Puddingform oder in kleine Förmchen füllen und kalt stellen.
- Den Pudding stürzen und mit gehackten Nüssen, Beeren oder anderen Früchten ausgarnieren.

Aprikosenkuchen mit Quark

Für 1 grosses Blech

Teig:
300 g Vollkornmehl, ganz fein gemahlen
30 g Hefe
80 g Butter
50 g Akazienhonig oder Vollrohrzucker
1 Prise Salz

Belag:
2 kg Aprikosen oder andere Früchte
100 g geriebene Mandeln

Guss:
750 g Magerquark
125 g Akazienhonig oder Vollrohrzucker
1 Prise Salz
200 ml Vollrahm
4 Eier

Zucker und Zimt zum Bestreuen

- Für den Teig alle Zutaten miteinander verkneten und den Teig mindestens 30 Minuten gehen lassen.
- Den Backofen auf 200 Grad vorheizen.
- Ein Kuchenblech gut buttern und mit dem ausgerollten Teig belegen. Den Teig mit einer Gabel dicht einstechen und mit den geriebenen Mandeln bestreuen.
- Die Aprikosen entsteinen, halbieren und schön auf dem Teig anordnen.
- Für den Guss alle Zutaten zusammen mixen und über die Aprikosen giessen.
- Den Kuchen im vorgeheizten Ofen 40–50 Minuten backen. Etwas auskühlen lassen und mit Zucker und Zimt bestreuen.

Rezeptverzeichnis

Literaturverzeichnis

Besson, Philippe-Gaston: *Dynamisch leben durch Säure-Basen-Gleichgewicht,* Waldthausen-Verlag

Vasey, Christopher: *Das Säure-Basen-Gleichgewicht,* Midena Verlag

Lehninger, Albert L.: *Prinzipien der Biochemie,* Verlag de Gruyter

Sander, Friedrich F.: *Der Säure-Basen-Haushalt des menschlichen Organismus und sein Zusammenspiel mit dem Kochsalzkreislauf und Leberhythmus,* Hippokrates Verlag

Worlitschek, Michel: *Praxis des Säure-Basen-Haushaltes – Grundlagen und Therapie,* Haug Verlag

Carper, Jean: *Wundermedizin Nahrung,* Econ Verlag

Wissenschaftliche Tabellen von Ciba-Geigy

Weitere Bücher zum Thema Kochen und Gesundheit im AT Verlag

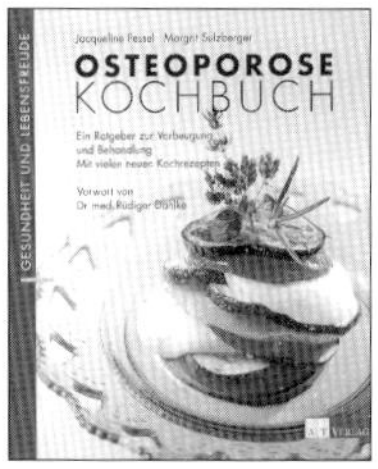

Jacqueline Fessel/Margrit Sulzberger
Osteoporose-Kochbuch
120 Seiten, 30 Farbfotos
Bei der Entstehung und Behandlung von Osteoporose spielt die Ernährung eine entscheidende Rolle. Die Autorinnen erklären die Zusammenhänge und zeigen, wie mit einer basenreichen Ernährung der Osteoporose erfolgreich vorgebeugt und Abbauprozesse gestoppt werden können.

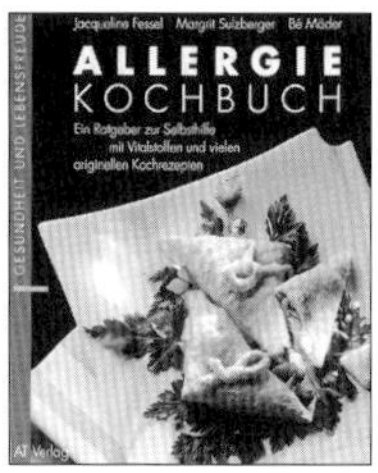

Jacqueline Fessel/Margrit Sulzberger/Bé Mäder
Allergie-Kochbuch
120 Seiten, 30 Farbfotos
In diesem neuartigen Gesundheitsratgeber und Kochbuch für Allergiker zeigen die Autorinnen, welche Ursachen Allergien haben, wie der Stoffwechsel funktioniert und wie bei Allergien die richtige Ernährung und die Behandlung mit Vitalstoffen hilft.

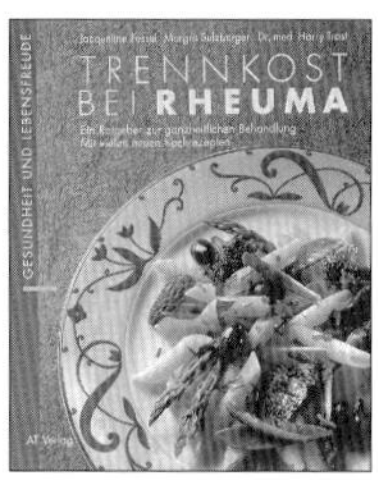

Jacqueline Fessel/Margrit Sulzberger/Dr. med. H. Trost
Trennkost bei Rheuma
144 Seiten, 30 Farbfotos
In der Rheuma-Prophylaxe und zur Unterstützung des Heilungsprozesses hat die richtige Ernährung eine oft unterschätzte Bedeutung. Das Buch beschreibt die verschiedenen rheumatischen Erkrankungen, ihre Ursachen und Behandlung. Mit 70 attraktiven, besonders basenreichen Rezepten.

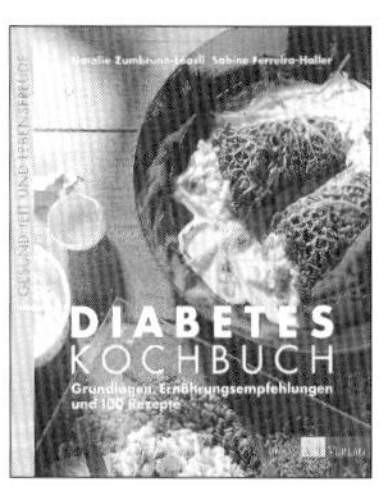

Sabine Ferreira-Haller/Natalie Zumbrunn-Loosli
Diabetes-Kochbuch
120 Seiten, 30 Farbfotos
Die Ernährung spielt bei Diabetes eine entscheidende Rolle. 100 Rezepte zeigen, wie genussvoll und trotzdem gesund eine moderne Diabetes-Ernährung sein kann. Eine Alltagskochbuch für Diabetiker und die ganze Familie.

AT Verlag, Bahnhofstrasse 39–43, CH-5001 Aarau
Telefon ++41-(0)62-836 62 46, Fax ++41-(0)62-836 66 67
E-mail: info.buchverlag@azag.ch, Internet: www.at-verlag.ch